肝癌多学科治疗

陈敏山 2022 观点

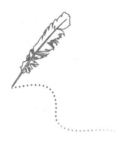

科学技术文献出版社
SCIENTIFIC AND TECHNICAL DOCUMENTATION PRESS
·北京·

图书在版编目（CIP）数据

肝癌多学科治疗陈敏山2022观点 / 陈敏山著. —北京：科学技术文献出版社，2022.7（2025.4重印）

ISBN 978-7-5189-8855-6

Ⅰ.①肝… Ⅱ.①陈… Ⅲ.①肝癌—治疗 Ⅳ.① R735.705

中国版本图书馆 CIP 数据核字（2021）第 267222 号

肝癌多学科治疗陈敏山2022观点

策划编辑：彭　玉　　责任编辑：彭　玉　　责任校对：张吲哚　　责任出版：张志平

出　版　者	科学技术文献出版社	
地　　　址	北京市复兴路15号　　邮编　100038	
编　务　部	（010）58882938，58882087（传真）	
发　行　部	（010）58882868，58882870（传真）	
邮　购　部	（010）58882873	
官方网址	www.stdp.com.cn	
发　行　者	科学技术文献出版社发行　全国各地新华书店经销	
印　刷　者	北京虎彩文化传播有限公司	
版　　　次	2022 年 7 月第 1 版　2025 年 4 月第 2 次印刷	
开　　　本	710×1000　1/16	
字　　　数	146千	
印　　　张	16	
书　　　号	ISBN 978-7-5189-8855-6	
定　　　价	118.00元	

序
Preface

韩启德

欧洲文艺复兴后，以维萨利发表《人体构造》为标志，现代医学不断发展，特别是从 19 世纪末开始，随着科学技术成果大量应用于医学，现代医学发展日新月异，发生了根本性的变化。

在过去的一个世纪里，我国现代化进程加快，现代医学也急起直追。但由于启程晚，经济社会发展落后，在相当长的时期里，我国的现代医学远远落后于发达国家。记得 20 世纪 50 年代，我虽然生活在上海这个最发达的城市里，但是母亲做子宫切除术还要到全市最高级的医院才能完成；我患猩红热继发严重风湿性心包炎，只在最严重昏迷时用过一点青霉素。20世纪60—70年代，我从上海第一医学院毕业后到陕西农村基层工作，在很多时候还只能靠"一根针，一把草"治病。但是改革开放仅仅30多年，我国现代医学的发展水平已经接近发达国家。可以说，世界上所有先进的诊疗方法，中国的医师都能做，有的还做得更好。更为可喜的是，近年来我国医学界开始取得越来越多的原创性成果，在某些点上已经处于世界领先地位。中国医师已经不再盲从发达国家的疾病诊疗指南，而能根据我们自己的经验和发现，根据我国自己的实际情况制定临床标准和规范。我们越来越有自己的东西了。

要把我们"自己的东西"扩展开来，要获得越来越多"自己的东西"，就必须加强学术交流。我们一直非常重视与国外的学术交流，第一时间掌握国外学术动向，越来越多地参与国际学术会议，有了"自己的东西"也总是要在国外著名刊物去发表。但与此同时，我们更需要重视国内的学术交流，第一时间把自己的创新成果和可贵的经验传播给国内同行，不仅为加强学术互动，促进学术发展，更为学术成果的推广和应用，推动我国医学事业发展。

我国医学发展很不平衡，经济发达地区与落后地区之间差别巨大，先进医疗技术往往只有在大城市、大医院才能开展。在这种情况下，更需要采取有效方式，把现代医学的最新进展以及我国自己的研究成果和先进经验广泛传播开去。

基于以上考虑，科学技术文献出版社精心策划出版《中国医学临床百家》丛书。每本书涵盖一种或一类疾病，由该疾病领域领军专家撰写，重点介绍学术发展历史和最新研究进展，并提供具体临床实践指导。临床疾病上千种，丛书拟以每年百种以上规模持续出版，高时效性地整体展示我国临床研究和实践的最高水平，不能不说是一个重大和艰难的任务。

我浏览了丛书中已经完稿的几本书，感觉都写得很好，既全面阐述了有关疾病的基本知识及其来龙去脉，又介绍了疾病的最新进展，包括笔者本人及其团队的创新性观点和临床经验，学风严谨，内容深入浅出。相信每一本都保持这样质量的书定会受到医学界的欢迎，成为我国又一项成功的优秀出版工程。

《中国医学临床百家》丛书出版工程的启动，是我国现代医学百年进步的标志，也必将对我国临床医学发展起到积极的推动作用。衷心希望《中国医学临床百家》丛书的出版取得圆满成功！

是为序。

作于 2016 年 5 月 北京

作者简介
Author introduction

　　陈敏山，教授，主任医师，博士研究生导师。现任中山大学肿瘤防治中心肝脏外科主任，中山大学肝癌研究所所长，中国抗癌协会肝癌专业委员会主任委员，中国临床肿瘤学会肝癌专家委员会副主任委员，中国医师协会肝癌专业委员会副主任委员，广东省医学会肝癌分会前任主任委员，广东省抗癌协会肝癌专业委员会名誉主任委员，广东省医师协会肝胆外科医师分会副主任委员，中华医学会外科学分会肝脏外科学组委员，中华医学会肝病学分会肝癌学组委员，中华医学会肿瘤学分会肝癌学组委员，香港中文大学求佳外科客座教授。

　　从事肝癌临床和研究工作30多年，临床上以外科为主，熟悉和掌握肝癌多种治疗手段，并积极推广肝癌多学科综合治疗。在肝癌切除术、血管介入治疗和射频治疗方面有着数千例以上的临床经验，并熟练掌握肝癌的肝脏移植、放射治疗、化疗、生物免疫治疗、靶向药物治疗等多种方法。可独立完成难度较大的手术，如巨大肝癌切除术、肝中央型肝癌切除术、肝尾状叶肝癌切除术、腹腔镜肝切除术、机器人辅助肝癌切除术、射频与微波消融治疗、血管介入治疗等。

　　学术研究重点方向是小肝癌的射频消融治疗和肝癌的多

学科综合治疗。2006 年完成国际上首个射频消融对比手术切除治疗小肝癌的随机对照试验（randomized controlled trial, RCT）研究，并发表在 *Annals of Surgery* 杂志上，备受国内外学者关注，据 Google Scholar 查询，至 2021 年 6 月已被引用 1525 次。

目前共发表肝癌研究论文 358 篇，2014—2021 年连续 8 年名列爱思唯尔（Elsevier）中国高被引学者（Most Cited Chinese Researchers）榜单，其中 6 篇临床研究论文（第 176、第 181、第 186、第 256、第 259、第 264 篇参考文献）被美国国家综合癌症网络（NCCN）指南 2015 年至 2021 年"肝癌"部分所引用。2010 年受中国抗癌协会肝癌专业委员会、中国抗癌协会临床肿瘤学协作专业委员会、中华医学会肝病学分会肝癌学组委托，执笔制定了以射频消融为模板的国内首个《肝癌局部消融治疗规范的专家共识》，并在国内 6 个杂志上刊登发表。同时，参与了《原发性肝癌规范化诊治专家共识》和国家卫生健康委《原发性肝癌诊疗规范》的制定，为射频治疗肝癌在全国的推广和规范化做出了贡献。

多年来致力于推动肝癌多学科综合治疗团队（multi-disciplinary team，MDT）建立和多学科联合治疗，在国内多个学术专题会议上倡议建立肝癌 MDT 及开展肝癌的多学科联合治疗，并于 2013 年牵头主持撰写并发表了《肝癌多学科综合治疗团队建立——广东专家共识（1）》（中国实用外科杂志，2014 年）、

《肝癌多学科联合治疗策略与方法——广东专家共识（2）》（临床肝胆病杂志，2014年）和《肝细胞肝癌合并门静脉癌栓多学科团队综合治疗广东专家共识（2015版）》（中华消化外科杂志，2015年）。于2019年依托中国抗癌协会肝癌专业委员会牵头制定了《中国肝癌多学科综合治疗专家共识》。于2021年发表了《关于规范肝癌命名的建议》，对国内肝胆恶性肿瘤的命名和分类提出了统一规范的建议。2019年起积极推动肝动脉灌注化疗的应用与研究，并牵头制定了《肝动脉灌注化疗治疗肝细胞癌中国专家共识（2021版）》，提出了肝癌转化治疗的"中肿标准"（SYSU Criterion）。

主持国家级、省市级等科研基金数十项，作为全球指导委员会委员（steering committee member）、全国主要研究者（principal investigator，PI）参与了多个肝癌横向课题的研究，其中以中国大PI身份完成"The HCC BRIDGE Study: bridge to better understanding of outcomes in HCC"。2016年作为第一完成人的研究课题"肝癌的多学科治疗策略与优化与应用"获得广东省科学技术奖一等奖。2009年获卫生部授予的"全国医药卫生系统先进个人"荣誉称号。2011年获广东省柯麟医学教育基金会"柯麟医学奖"。6次获得中山大学肿瘤防治中心年度"优秀科主任"奖，并被评选为2014年首届"中山大学名医"、2015—2021年"岭南名医"。2013年起连续多次入选中国名医百强榜肝脏肿瘤外科Top10dr。2017年被评为首届

"广东好医生"。2018 年获评第一批广东省医学领军人才。

兼任中国医师协会外科医师分会肝脏外科医师委员会常务委员，中国医疗保健国际交流促进会结直肠癌肝转移治疗专业委员会副主任委员，广东省医学会肝胆胰外科学分会常务委员，广东省医师协会理事和组织委员，广东省肝脏病学会常务理事，广东省收藏家协会理事，中山医科大学校友会会长。

前 言
Foreword

    肝癌是全球最常见的恶性肿瘤之一，其发病率与死亡率接近 1 ∶ 1，居所有癌症之首，故有"癌中之王"称号，严重危害人类的生命健康。据世界卫生组织（WHO）公布数据，2020 年全世界新发肝癌达 90 567 例，而因肝癌死亡病例则达到 830 180 例。肝癌在恶性肿瘤中的发病率排名第六，而死亡率排名第三。

    中国是肝病大国，同时也是肝癌大国。世界范围内发生的肝癌病例和因肝癌而死亡的病例中有 45% 左右发生在中国。肝癌已经占据了国内肿瘤总体发病率的 9.59%，位列我国恶性肿瘤发病率的第五，而在肿瘤相关死亡率中一直高居第二。

    原发性肝癌主要分为肝细胞癌和肝胆管细胞癌，以肝细胞癌为主，占 90% 以上，其主要病因是乙型肝炎病毒感染（简称"乙肝"）。婴幼儿接种乙肝疫苗是预防肝癌发生的最重要手段。中国内地是从 1996 年起各地逐步将乙肝疫苗纳入免费规划管理，近年来已经观察到青少年肝癌的发病率下降，考虑到我国肝癌发病的平均年龄大约为 52 岁，因此，估计至少需要等到 2048 年左右才可能看到乙肝疫苗接种达到的肝癌整体发病率明显下降。近年来，肝胆管细胞癌的发病率有上升趋势，需引起注意。

肝癌高危人群每半年 1 次的定期筛查及健康人群每年 1 次的定期健康检查是小肝癌早期发现、早期诊断的重要途径，也是提高肝癌整体疗效的关键。在我国，肝癌高危人群主要是指具有乙型肝炎病毒（hepatitis B virus，HBV）和丙型肝炎病毒（hepatitis C virus，HCV）感染、过度饮酒、各种其他原因引起的肝硬化及有肝癌家族史等的人群，尤其是年龄 >40 岁的男性风险更大。筛查的主要方法是超声联合甲胎蛋白（alpha fetoprotein，AFP）的定期检查，必要时行 CT 或 MRI 检查。

肝细胞癌（以下均简称"肝癌"）的临床诊断依赖于肝病背景、甲胎蛋白和影像学检查。依据肝病背景、甲胎蛋白和影像学检查所做出的肝癌临床诊断有较高的病理符合率。因此，国内外均认可肝癌的临床诊断，如果符合肝癌的临床诊断标准，病理诊断并非必不可少。

由于大多数肝癌是在肝炎肝硬化基础上发生，因此，有无肝炎病毒感染和肝炎肝硬化的肝病背景亦是肝癌临床诊断的一个重要依据。甲胎蛋白是目前最好的癌症标志物，甲胎蛋白阳性（大于 400 μg/L）则肝癌的可能性极大，但甲胎蛋白阴性并不能排除肝癌的可能，须依赖影像学诊断。

影像学是肝癌必不可少的检查方法，主要包括动态增强 MRI、动态增强 CT、超声造影及钆塞酸二纳动态增强 MRI 四项。而 MRI（特别是钆塞酸二钠动态增强 MRI）软组织分辨率高，具有综合多序列成像特点及结合功能与代谢综合成像特征，可显著提高肝癌的检出率，是目前最精准的肝癌影像学诊断方法。正电子发射计算机体层显像仪（positron emission tomography and computed tomography，PET/CT）并非肝癌的标准诊断方法。

目前可应用的肝癌治疗方法众多，根治性治疗手段包括肝脏移植、肝切除术和以射频为代表的消融治疗，其他治疗手段有肝动脉栓塞化疗、肝动脉灌注化疗、放射治疗、靶向药物治疗、免疫治疗、化疗等。肝癌的治疗方法虽然众多，但每种都有其优势和不足。肝移植虽可最大限度地切除肿瘤并根除伴随的基础肝病，但供体的短缺是制约其广泛开展的瓶颈；肝切除术是根治性治疗的标准方法，最常用，可切除肿瘤及一定范围内的微转移灶，提供根治的机会，但仍存在较高发生率的残余肝脏转移和多中心起源复发的问题；以射频为代表的局部消融虽具有微创及最大限度地保留正常肝脏的优势，但仅对小肝癌有较好的治疗效果，并受消融范围限制和操作者技术水平的影响，局部复发率仍然较高；国内应用最多的介入治疗（包括肝动脉栓塞化疗和肝动脉灌注化疗）是不能手术切除的中晚期肝癌的主要治疗方法，却大多难以使肿瘤完全坏死，多需联合其他治疗方法；放射治疗技术发展迅速，对小肝癌的治疗病例有增多的趋势，有待更多的临床证据支持。

药物治疗是提高中晚期肝癌治疗效果的最主要方法。肝癌早期多属于局部病变，通过外科切除和消融治疗可达到根治。然而，中晚期肝癌是全身性病变，单一的手术治疗往往不能解决问题，且部分患者术后还会出现复发转移，在这种情况下，药物治疗就非常重要，其是整体提高肝癌治疗效果的关键。近年来肝癌的药物治疗出现了重大进展，多种药物和治疗方案获批进入临床应用，改变了以往仅有索拉非尼一药可用的局面。随着以 PD-1 为代表的免疫治疗兴起，众多药物联合方案先后被证实在肝癌治疗中的有效性，药物联合治疗也显示出较好的前景。随着药物治疗效果的提高，局部＋全身模式的肝癌治疗方式已成为主流。局部就是指手术切除、局部消融和血管介入治疗等。这些方法虽然治疗效果良好，但终是以局部治疗为主。随着肝癌的进展，扩散转移是进展的必然，因此全身性药物的补充辅助治疗将是大势所趋。

特别需要注意的是，肝癌的发生多数经历了慢性肝炎→肝硬化的过程，患者往往存在慢性肝炎、肝硬化和肝癌"一人三病"的状况，影响和制约着肝癌的治疗，如果治疗过程中肝功能受到损害而致肝功能不全，则难以继续进行抗肿瘤治疗，并导致预后不良。因此，如何根据患者的个体条件选择合理有效的治疗方法，尽量减轻对肝功能损害，同时注意抗病毒治疗和肝功能的保护亦是治疗能否成功的关键。

最为重要的是，肝癌往往是单一治疗难以解决的，需要多种方法、多个学科的合作，才能充分发挥各种治疗手段的优势，取长补短，使患者获得最理想的疗效。因此，肝癌多学科团队的建立与肝癌的联合治疗非常重要，亦是改善患者预后的重要手段。所谓多学科综合治疗就是根据患者的机体情况、肿瘤的病理类型、侵犯范围和发展趋势，有计划、合理地应用现有的多学科治疗手段，避免单一手段、单一学科治疗的局限性，从全局把握诊疗方向，在肝癌不同治疗方法中进行优化选择，实施联合治疗、序贯治疗、转化治疗，并避免过度治疗，从而最大限度地延长肝癌患者的生存时间、改善生存质量和减少经济负担。

本书着重专家个人的观点，因此在编写中除了遵循规范和临床医学研究证据外，更多的是总结我30多年肝癌多学科综合治疗的经验，其中可能有些还没有获得临床证据的支持，或者与某些指南、共识不符，但是根据我35年临床工作的心得和经验，实事求是，希望能提高肝癌临床治疗水平，最终改善肝癌患者预后、避免过度治疗、减轻患者痛苦和经济负担。

本书也融合了肝癌各个诊疗领域的最新动态，适合广大从事肝癌治疗、研究的同行们阅读和参考。希望读者能在临床实践中举一反三，提高肝癌诊治水平，为人民服务。

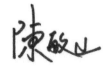

目 录
Contents

肝癌的流行病学

1. 肝癌仍是严重威胁人类生命健康的肿瘤

据 GLOBOCAN 统计，2020 年全世界肝癌新发病例约为 905 677 例，位列所有恶性肿瘤的第七，而死亡例数达 830 180 例，位列各种恶性肿瘤的第三。肝癌的发病率和死亡率存在明显的地理差异，不同国家、地区间肝癌的发病情况不尽相同。在全球范围内，肝癌多见于东南亚、北非和西非撒哈拉沙漠以南地区，这些高发区肝癌发病率普遍高于 15.0/10 万。男性发病率最高的是亚洲的蒙古人，高达 106.0/10 万；而低流行区域如中东、南美洲、东欧等地区，肝癌发病率稳定在 10.0/10 万以下（图 1）。GLOBOCAN 估计 2020 年肝癌的世界标准化发病率为 9.5/10 万，同期我国年龄标准化发病率（age-standardized incidence rates，ASIRs）为 18.2/10 万，分别是世界、发达地区和亚洲的 1.92 倍、3.50 倍和 1.57 倍。2018 年全国肿瘤登记中心资料显示，我国 ASIRs 为 22.3/10 万，同样显著高于同期全球平均水平。

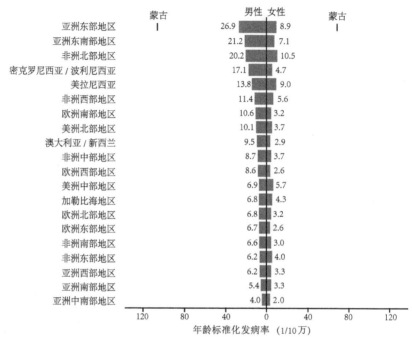

图 1　2020 年全球肝癌年龄标准化发病率

　　我国肝癌形势非常严峻，2020 年最新统计数据显示每年新发病例约 41.0 万，占全世界总数的 45% 左右。肝癌已经占据了国内肿瘤总体发病率的 9.59%，位列我国恶性肿瘤发病率的第五，仅次于肺癌、结直肠癌、胃癌和乳腺癌，但在肿瘤相关死亡率中高居第二。根据 1990—2016 年全国 33 个市、县的肿瘤登记资料，目前我国肝癌前 3 位高发的省级行政区分别为广西壮族自治区、海南省和四川省。

　　肝癌在我国的分布呈现出性别、年龄及地区差异。性别分布主要表现为男性多于女性，男性肝癌发病率为 12.22%，位列男性全部肿瘤发病率的第三；而女性肝癌发病率为 5.13%，处于女性全部肿瘤发病率的第七。从年龄结构上看，肝癌在男性中的主要发病年龄组为 15 ～ 44 岁、45 ～ 59 岁及 60 ～ 79 岁，分别占该年龄组全部肿瘤的 20.86%、16.78% 和 10.74%；女性肝癌发病年龄主要集中在 60 ～ 70 岁及 70 岁以上，分别占该年龄组全部肿瘤的 6.65% 和 7.12%。从发病的地区分布上看，沿海（如江苏、上海、福建、广东、广西壮族自治区等）高于内陆；东南沿海、江河海口或岛屿又高于沿海其他地区；农村肝癌死亡率略高于城市。高发地区气候具有温暖、潮湿、多雨等特点。

（潘扬勋　整理）

2. 肝癌的发病率呈下降趋势

肝癌的病因和发病机制尚未完全明确，可能与多种致病因素的综合作用有关。致病因素包括肝炎病毒（HBV、HCV）感染、黄曲霉毒素暴露、饮用水污染、微量元素硒缺乏及酒精过量摄入等，其中由肝炎病毒及黄曲霉毒素引起的慢性肝炎导致肝硬化，最终诱发肝癌的"肝炎—肝硬化—肝癌"通路是目前较为公认的我国肝癌的主要病因。

针对肝癌病因的一级预防措施是疾病预防的重中之重，慢性 HBV 感染作为我国肝癌最常见的病因，同时也是流行区域最广、致病力最强的危险因素，应给予高度重视并加以防治。针对肝炎病毒的一级预防，以控制传染源、保护易感人群为主。新生婴儿和肝炎的易感人群接种乙肝疫苗是阻断 HBV 感染的最重要措施。对急性感染者进行隔离，及早进行医治，可显著降低急性乙型肝炎向慢性肝炎的转化率。对慢性肝病及肝炎病毒携带者则采取定期监测、越来越积极地抗病毒治疗、控制肝炎肝纤维化等措施，延缓肝硬化进程。对于黄曲霉素毒素暴露、饮用水污染及酒精过量摄入等危险因素的一级预防，主要是加强环境监测、减少环境中诱发肝癌的危险因素、降低污染源的暴露及开展健康普及教育，提高大众的健康意识并改善其生活习惯。

在世界范围内，针对肝癌病因的预防取得了一定的成就，肝癌的总体发病率在大多数国家和地区呈现出下降的趋势，但是总体的下降程度仍然难以令人满意，部分地区如美国、澳大利亚等发达国家甚至出现了肝癌发病率上升的情况（表1）。下降最明显的国家是日本和中国，日本男性和中国女性（全年龄组）在 1983 年至 2012 年期间肝癌发病率分别下降了 41.14% 和 48.74%，这可能与近 30 年间两国经济发展和社会保障的完善密切相关。我国男性肝癌发病率下降了 29.81%，同样有着较为明显的下降；而其他发达国家的肝癌发病率呈现出了上升的趋势，最明显的是澳大利亚，从 1983 年的每 10 万人 2.0 例发病上升至 2012 年的每 10 万人 6.6 例。即使这样，欧美等发达国家的肝癌发病率仍然处于较低水平。

表 1 1983 年和 2012 年各国肝癌发病率变化对比

国家 / 地区	男性发病率（每 10 万人）			女性发病率（每 10 万人）		
	1983 年	2012 年	改变率（%）	1983 年	2012 年	改变率（%）
全年龄组						
中国	31.2	21.9	- 29.81	11.9	6.1	- 48.74
日本	35.0	20.6	- 41.14	8.9	7.7	- 13.48
韩国	46.0	33.3	- 27.61	13.7	9.6	- 29.93
菲律宾	24.1	14.6	- 39.42	6.8	5.1	- 25.00
澳大利亚	2.0	6.6	230.00	0.5	2.3	360.00
美国	3.3	9.7	193.94	1.3	3.0	130.77
45 ~ 64 岁						
中国	78.2	58.5	- 25.19	24.2	10.6	- 56.20
日本	91.3	40.1	- 56.08	16.7	9.9	- 40.72
韩国	128.7	92.45	- 28.17	33.8	20.7	- 38.76
菲律宾	66.0	28.1	- 57.42	17.2	9.9	- 42.44
澳大利亚	4.6	18.3	297.83	1.3	4.7	261.54
美国	6.6	30.5	362.12	2.0	7.3	265.00

从表 1 中亦可看出，我国肝癌的发病率仍然集中于男性，女性肝癌的发病率下降较为迅速。出现这样的趋势，与我国肝癌的主要危险因素之一即患 HBV 肝病的人群基数大和其性别分布不均有密切关系。我国肝癌患者中约 95% 有 HBV 感染的血清学证据。因此，有效地控制 HBV 感染是目前最符合我国国情的、最经济、最有效的方法。

通过接种乙肝疫苗控制 HBV 感染是最具战略意义的肝癌预

防计划，目前 HBV 感染在中国年轻一代中得到了很好的控制，乙肝疫苗的应用为预防 HBV 感染提供了有力的保障。全球控制 HBV 的感染在技术上是可行的。Muir 等估计，如果肝癌的高流行区域，包括中国、东南亚及热带非洲的新生婴儿全面接种乙肝疫苗，则未来每年可减少约 80% 的肝癌患者。

然而，使用肝炎疫苗对肝癌预防做出的努力，需要很长一段时间才能显现成效。以中国台湾为例，其自 1984 年实施了婴幼儿乙肝疫苗接种后，新生儿肝炎的发病率从 1980 年的 5.76/10 万人下降至 2011 年的 0.19/10 万人。经过 30 余年的乙肝疫苗接种，中国台湾 2011 年的调查数据显示，5 岁以下婴幼儿的慢性乙型肝炎病毒感染率从全民乙肝疫苗接种前的 4.7% 降低至 1.3%；5 ～ 29 岁人群的肝癌发病率从 1.14/10 万人降低至 0.09/10 万人，肝癌死亡率从 0.81/10 万人下降至 0.05/10 万人。在中国台湾，肝癌发病的中位年龄在 55 岁左右，随着肝炎疫苗接种人群的年龄逐渐增大，预计还需要 20 年才可能观察到肝癌发病率的明显下降。

中国内地是从 1993 年开始实施婴幼儿乙肝疫苗的强制接种，据 2019 中国肿瘤登记年报数据，国内 0 ～ 14 岁儿童肝癌发病率开始下降，但 15 ～ 24 岁则有所上升，肝癌的总体发病率已经开始下降。这证明我国早年对婴幼儿行乙肝疫苗的强制接种对肝癌发病率产生了作用。在我国肝癌高发区江苏启东及广西扶绥等地，针对肝癌的危险因素，实施了"防治肝炎、管粮防霉、改良饮水、适量补硒"等综合性预防措施，取得了显著效果，特别是在青年人中肝癌发病率已经出现了明显的下降趋势。

我国肝癌新发病例从占全世界总数的 50% 下降到 45% 左右。但我们在临床中发现，由乙肝引起的肝癌略有减少，但肝胆管细胞癌发病有明显增加的趋势，已经引起国内许多专家的关注。当然我国正处在 HBV 感染率下降、老龄化人口增加的交替时期，考虑到我国肝癌发病的平均年龄大约为 52 岁，从开始实施乙肝疫苗接种管理的 1996 年算起，我国至少需要到 2048 年才有可能看到肝癌发病率的显著下降。

综上所述，鉴于近 10 年肝癌的发病率不会出现大幅下降的情况，积极治疗肝炎肝硬化、控制肝炎病毒，加强对高风险人群的筛查和正常人群的定期健康检查，争取早期发现、早期诊断，是有效降低肝癌致死率的有效手段。

（潘扬勋　整理）

参考文献

1. MCGLYNN K A, PETRICK J L, EL-SERAG H B. Epidemiology of hepatocellular carcinoma. Hepatology, 2021, 73（Suppl 1）: 4-13.

2. WANG C, VEGNA S, JIN H, et al. Inducing and exploiting vulnerabilities for the treatment of liver cancer. Nature, 2019, 574（7777）: 268-272.

3. CHEN C J. Global elimination of viral hepatitis and hepatocellular carcinoma:

opportunities and challenges. Gut, 2018, 67（4）：595-598.

4. WU J, YANG S, XU K, et al. Patterns and trends of liver cancer incidence rates in Eastern and Southeastern Asian countries（1983—2007）and predictions to 2030. Gastroenterology, 2018, 154（6）：1719.e5.-1728.e5.

5. LIU Z, JIANG Y, YUAN H, et al. The trends in incidence of primary liver cancer caused by specific etiologies：results from the Global Burden of Disease Study 2016 and implications for liver cancer prevention. J Hepatol, 2019, 70（4）：674-683.

6. CHEN W, ZHENG R, BAADE P D, et al. Cancer statistics in China, 2015. CA Cancer J Clin, 2016, 66（2）：115-132.

3. 肝癌的主要类型和命名建议

目前肝癌的命名比较混乱，且与胆管癌命名混淆，我国《原发性肝癌诊疗规范（2019 年版）》（以下简称"规范"）的前言部分指出：原发性肝癌主要包括肝细胞癌（hepatocellular carcinoma, HCC）、肝内胆管癌（intrahepatic cholangiocarcinoma, ICC）和 HCC-ICC 混合型 3 种不同病理学类型，三者在发病机制、生物学行为、组织学形态、治疗方法及预后等方面差异较大，其中 HCC 占 85%～90%，因此本"规范"中的"肝癌"指 HCC。以下就上述相关名称进行详细分析并提出更正建议。

3.1 原发性肝癌与肝细胞癌

我国"规范"题为"原发性肝癌"，然而目前国际抗癌联盟（UICC）、欧洲肝脏研究学会（EASL）、NCCN、日本等已经将肝细胞癌作为一个独立的癌种进行分类，均以肝细胞癌来进行诊断、分期和制定治疗方案，而没有采用"原发性肝癌"的名称。我国"规范"中也特别注明：本"规范"中的"肝癌"指HCC，实际上是肝细胞癌的规范。而肝癌药物治疗适应证通常是"肝细胞癌"而不是"原发性肝癌"。因此，在临床实践和科学研究中，采用"肝细胞癌"比"原发性肝癌"更加准确和合适。另外，虽然我国"规范"明确了"肝细胞癌"的名称，然而在文献中有时会出现"肝细胞肝癌""肝细胞性肝癌"等不规范的名称。按照恶性肿瘤的命名方式，即采用"部位"+"病理类型"来命名，因此，肝细胞癌应该是"肝"+"肝细胞癌"的简称，建议以后统一称为"肝细胞癌"。需要注意的是，在目前的流行病学统计中，很难区分原发性肝癌与肝细胞癌。因此，流行病学统计的肝癌发病率与死亡率应是原发性肝癌。而我们在临床工作和科学研究中，则应将"肝细胞癌"作为一个独立癌症进行诊断、治疗和研究。

3.2 肝内胆管癌与肝胆管细胞癌

我国《原发性肝癌诊疗规范（2011年版）》中指出"原发性肝癌主要包括肝细胞癌、肝内胆管细胞癌和肝细胞癌 – 肝内胆管细胞癌混合型等不同病理类型"，但2017年版和2019年版"规范"则更改为"原发性肝癌主要包括肝细胞癌、肝内胆管癌和HCC-ICC混合型3种不同病理学类型"，将2011年版"规范"中的"肝内胆管细胞癌"更改为"肝内胆管癌"。那么是"肝内胆管细胞癌"（以下简称"肝胆管细胞癌"）还是"肝内胆管癌"更正确和合适？另外，一般认为 ICC 是除 HCC 以外的第二大肝脏原发恶性肿瘤，但 NCCN 指南、欧洲肝脏研究学会、国际肝胆胰学会中国分会和中华医学会外科学分会肝脏外科学组于2010年后均把肝内胆管癌归属为胆管癌。那么，肝内胆管癌应该属于"原发性肝癌"还是"胆管癌"？以上问题国内外均未能统一，较为混乱。

对肝内胆管癌比较全面的定义认为 ICC 是专指肝内各级胆管树上皮细胞发生的恶性肿瘤，包括起源于邻近肝门的肝内部分的二级胆管、肝段胆管及其附属管周腺体的恶性肿瘤（肝门周围型ICC）及在肝脏外周部位生长、来自肝段以下胆小管（隔胆管、小叶间胆管和细胆管）上皮的恶性肿瘤（外周型 ICC）。根据肿瘤生长模式的不同，可将 ICC 分为3个亚型：肿块型（mass-forming）：占 ICC 的60%～80%；管周浸润型（periductal-infiltrating）：占15%～35%，常沿胆管系统和门静脉系统弥漫性浸润，从而导致胆管狭窄和周围胆管扩张；管内生长型（intraductal-growing）：占8%～29%，多表现为乳头状、息肉状或颗粒状生长，沿胆管表浅蔓延。

我们建议把肝内胆管癌分为两个部分，一是原 ICC 的肿块型，即以肝脏肿块为临床特征，病理类型为"腺癌"，具有胆管分化特征，且排除转移癌的恶性肿瘤，定义为"肝胆管细胞癌"，此癌症归属于"原发性肝癌"。二是原 ICC 的管周浸润型和管内生长型，即以胆道症状为临床特征的，多起源于二级胆管和肝段胆管上皮的恶性肿瘤，将其定义为"胆管癌"的一个类型，归属于"胆道恶性肿瘤"。

把 ICC 肿块型更名并归属于原发性肝癌的"肝胆管细胞癌"的理由如下：①按照 WHO 命名规则：发生在肝内的肿瘤，即使表现出胆管上皮细胞、神经内分泌细胞、鳞形上皮的特征，也被命名为原发性肝脏恶性肿瘤的一个类型。② ICC 肿块型实际上大多数位于远离胆管的肝实质内，在位置上与肝内主要胆管毫无关系，详见图 2 A。③从临床表现上，ICC 肿块型以肝脏肿块为临床特征，与肝细胞癌相近，有时与肝细胞癌难以鉴别，且治疗方法上也相近，均是以肝切除术为首选。④从起源上考虑，ICC 肿块型不仅仅是起源于"肝段以下胆小管上皮"和肝祖细胞，还可起源于肝细胞。已经有不少文献报道：部分 ICC 可起源于肝细胞、未成熟的胆管上皮细胞、多能干细胞（可能也称肝干细胞、肝前体细胞、肝祖细胞）。⑤从肝细胞结构上看，肝细胞因产生和分泌胆汁，肝细胞膜存在着毛细胆管膜，是完全有可能分化恶变成"胆管上皮癌"的。因此，ICC 肿块型理应属于原发性肝癌，而不应归属为"胆管癌"。建议按照命名原则，命名为"肝胆管细胞癌"，英文：intrahepatic cholangiocarcinoma，ICC。

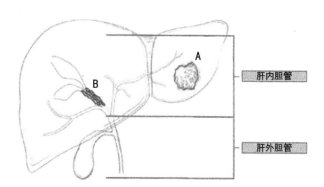

A：ICC 肿块型；B：ICC 管周浸润型。

图 2 肝内胆管癌肿块型的肝内位置

（资料来源：美国癌症联合委员会 TNM 分期第 8 版）

在肝内胆管癌这个问题上，国际指南也存在不同意见。美国癌症联合委员会（AJCC）的 TNM 分期从 2010 年第 7 版开始把 ICC 与 HCC 分离，给予 ICC 一个不同于 HCC 和肝外胆管癌的、新的独立临床分期。欧洲肝脏研究学会则把 ICC 归属为胆管癌，将胆管癌分类为肝内胆管癌（iCCA）、肝门区胆管癌（pCCA）和肝外胆管癌（dCCA）。另外，WHO 疾病编码 ICD-11 将肝细胞癌与肝内胆管癌分在 "肝脏和肝内胆管的恶性肿瘤" 中的同一编码区 2C12，而胆囊癌和肝外胆管癌在另外的编码区。

近年，我们发现以肝肿块为特征的、病理类型为 "胆管细胞癌" 的患者比以前增多，但临床诊断被要求写为 "肝内胆管癌"。这里应注意 "胆管细胞癌" 是一个病理类型、病理诊断，而 "胆管癌" 表明是一个器官部位的癌症，这样临床的肿瘤命名与分类出现了混乱。现我们建议把肝内胆管癌的 3 个亚型分开，分别归属于 "原发性肝癌" 和 "胆管癌"，从而解决命名的混乱，详见图 3。

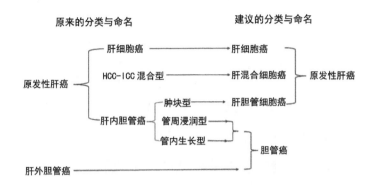

图 3　原发性肝癌分类与命名的建议

　　当然由于病理类型均是腺癌，肝胆管细胞癌与胆管癌会有相同、相近的病理学特征，在临床表现上也有不少共同之处，临床工作中肝胆管细胞癌常与其他胆道恶性肿瘤一起进行临床药物治疗研究，但不能因此而混淆两者的关系。事实上，肝胆管细胞癌与肝细胞癌在发病机制、生物学行为、组织学形态、治疗方法及预后等方面有相同也有差异。同样，肝胆管细胞癌（原 ICC 肿块型）与 ICC 管周浸润型在发病机制、生物学行为、组织学形态、治疗方法及预后等方面也存在着较大的差异。因此，我们应该把肝胆管细胞癌当作一个独立的癌症进行命名、诊断、治疗和研究。

3.3　HCC-ICC 混合型与肝混合细胞癌

　　"肝混合细胞癌"或者"混合型肝癌"，是指肝脏肿瘤中同时混有"肝细胞癌"和"胆管细胞癌"的成分。2011 年版"规范"中写为"肝细胞癌 – 肝内胆管细胞癌混合型"，2017 年以后的

"规范"则将其更改为"HCC-ICC 混合型",这样更不合适,而且"HCC-ICC 混合型"也不是一个癌症的诊断名称。如果使用"胆管细胞癌"名称,则可以命名为"混合性肝细胞癌 – 胆管细胞癌",并简称为"肝混合细胞癌"。从肿瘤起源来看,肝混合细胞癌由肝细胞和胆管上皮细胞同时恶变而成的可能性很少,也没有由肝内胆管上皮细胞恶变分化为肝细胞癌的证据,目前主流学说认为是由肝祖细胞恶变分化而成,但亦有直接从肝细胞分化而来的可能,这样就可较好地解释为什么会在一个肿瘤中同时混合两种相近的癌组织。

综上所述,我们建议原发性肝癌主要包括肝细胞癌、肝胆管细胞癌和肝混合细胞癌。

(陈敏山)

参考文献

1. 中华人民共和国国家卫生健康委员会医政医管局 . 原发性肝癌诊疗规范(2019 年版). 中国实用外科杂志, 2020, 40(2):121-138.

2. BRIERLEY J, GOSPODAROWICZ M K, Wittekind C. TNM classification of malignant tumours. 8th Edition. Hoboken: Wiley-Blackwel, 2017.

3. NCCN Clinical Practice Guidelines in Oncology(NCCN Guidelines®). Hepatobiliary Cancers. Version 5. 2020[2022-03-03].http://www.amoydxmed.com/uploadfile/2021/0421/20210421041041673.pdf.

4. 中华人民共和国卫生部 . 原发性肝癌诊疗规范（2011年版）. 临床肿瘤学杂志，2011，16（10）：929-946.

5. 国际肝胆胰学会中国分会，中华医学会外科学分会肝脏外科学组 . 胆管癌诊断与治疗——外科专家共识 . 临床肝胆病杂志，2015，31（1）：12-16.

6. 丛文铭 . 肝胆肿瘤外科病理学 . 北京：人民卫生出版社，2015.

7. 汤朝晖，吕立升，林培艺，等 . 从肿瘤异质性看肝内胆管癌的细胞起源 . 世界华人消化杂志，2015，23（33）：5255-5262.

8. ZHU Y，KWONG L N. Insights into the origin of intrahepatic Cholangiocarcinoma from mouse models. Hepatology，2020，72（1）：305-314.

9. 姚光弼 . 胆汁的形成和分泌 . 上海：上海科学技术出版社，2004.

10. AMIN M B，GREENE F L，EDGE S B，et al. The eighth edition AJCC cancer staging manual：Continuing to build a bridge from a population-based to a more "personalized" approach to cancer staging. CA Cancer J Clin，2017，67（2）：93-99.

11. NAGTEGAAL I D，ODZE R D，KLIMSTRA D，et al. The 2019 WHO classification of tumours of the digestive system. Histopathology，2019，76（2）：182-188.

我国肝癌的病因

4. 乙型肝炎病毒感染是我国肝癌的最主要病因

我国肝癌的主要病因包括 HBV 感染、HCV 感染、酗酒、非酒精脂肪性肝炎、食用被黄曲霉毒素污染的食物等，其中，HBV 感染是我国肝癌的最主要病因。

HBV 感染与肝癌密切相关，人群 HBV 感染率与肝癌的地理分布一致。我国内地、台湾地区、香港特区与肝癌的关系尤为密切，由 HBV 感染引起的肝癌比例达 80% 以上。有研究对中国台湾 3554 例乙型肝炎表面抗原（HBsAg）携带者和 19 253 例非 HBsAg 携带者平均随访 8.9 年，发现前者发生肝癌的相对危险度是后者的 99 倍。同时发现中国台湾地区从 20 世纪 80 年代开始对儿童普遍接种乙肝疫苗后，肝癌的发病率也随之下降。2006 年我国调查资料显示东、中部地区乙肝流行率大幅降低，而西部地区仍保持在较高水平，这与西部各省乙肝疫苗接种率较低有关。

慢性 HBV 感染诱发肝细胞损伤及炎症坏死，而炎症坏死持续存在或反复出现导致疾病进展为肝硬化甚至肝癌。研究表明非肝硬化 HBV 感染者的肝癌年发生率为 0.5% ～ 1.0%，而肝硬化患者肝癌年发生率为 3% ～ 6%。此外，HCV 感染也是肝癌的主要病因之一，我国肝癌患者中 HCV 阳性者占 10% ～ 15%，而在美国、欧洲、日本慢性丙型肝炎是肝癌的主要原因，日本肝癌患者的 HCV 感染阳性率达 70%。WHO 早在 1983 年已将 HBV 感染列为肝硬化及肝癌的重要病因。

HBV 感染导致肝癌的发生是持续数十年后的最终结局。研究发现，绝大多数 HBV 慢性持续感染者的肝组织中都可以检测到 HBV-DNA 的复制与整合。有研究显示原发性肝细胞癌患者的肝组织中乙型肝炎病毒 X 抗原（HBxAg）阳性率达 92.6%。免疫组化同样显示 HBV-DNA 可整合到宿主肝细胞的 DNA 中，*HBV X* 基因可改变肝细胞的基因表达，引起肝细胞炎症，成为诱发癌变的扳机。此外，在肝硬化的基础上，*HBx* 和抑癌基因 *p53* 有功能上的相关性，x 蛋白可与 *p53* 直接结合而破坏 *p53*，使细胞核失去正常调节细胞周期的 *p53*。其他许多研究显示 x 蛋白通过防止 *p53* 及细胞转录因子间的相互作用而导致细胞基因的激活。

HCV 感染是西方发达国家肝癌的主要病因。与 HBV 不同，HCV 为 RNA 病毒，且在肝细胞内未发现存在逆转录酶，因此不能整合到宿主肝细胞的染色体中。HCV 感染是通过慢性炎症浸润及在肝硬化的基础上增生这两条途径诱发肝癌。研究显示，HCV 与 HBV 的混合感染对肝癌的发生具有协调作用。

黄曲霉毒素是由黄曲霉和寄生曲霉等真菌产生的一组有毒次生代谢产物，极易生长在潮湿环境中，主要污染玉米、花生和大豆等农作物，经食物链传递给人类。黄曲霉毒素 B1（aflatoxin B1，AFB1）是目前已知的毒性最大、致癌性最强的一种真菌毒素，主要诱发肝癌。肝脏是体内黄曲霉毒素生物转化的首要场所，尽管其前体分子是无害的，但 AFB1 在体内可被肝微粒混合功能细胞色素酶 P450 活化，形成两种 AFB1 环氧化合物，其可与亲核大分子 DNA 结合引起基因突变，分别引起肝内细胞炎症和恶变。进一步研究表明 AFB1 所致肝癌可能与 *p53* 基因 249 密码子点突变有关。此外，大量研究表明，AFB1 与 HBV 感染有协同作用。

目前，肝癌合并肝硬化的发生率为 50% ～ 90%，而肝硬化合并肝癌的发生率为 17%，说明两者关系密切。肝癌合并肝硬化的主要原因是 HBV 感染、HCV 感染和长期滥用乙醇。"肝炎—肝硬化—肝癌"通路学说认为，肝细胞恶变可能在肝细胞再生过程中发生，即经肝细胞损害引起再生或不典型增生，损害越严重，结节增生越明显，癌变概率就越高，并呈多中心性。需要注意的是，虽然肝硬化不是肝癌发生的必要条件，肝癌也不是肝硬化的必然结果，但两者都有相同的致病因子。因此，几乎各种原因导致的肝硬化都有可能发生肝癌，任何原因所致的肝硬化都可以认为是一种癌前病变。由于每例肝硬化患者发生癌变的危险程度不同，因此有必要加强危险度分层相关研究，以便为高危人群进行监测提供依据。

（杨可立　整理）

5. 乙型肝炎病毒感染的不同类型与肝癌的关系

HBV 感染是我国慢性乙型肝炎、肝硬化和肝癌的主要病因。HBV 主要通过围产期、血液和性接触传播的。乙型肝炎 e 抗原阳性的母亲生育的新生儿中 90% 出现慢性感染；而只有 25%～30% 的婴儿和 5 岁以下的儿童在感染乙肝病毒后出现慢性感染，仅 5% 的成人感染乙肝病毒后发展为慢性感染。

慢性乙型肝炎（chronic hepatitis B，CHB）是指感染者血清中检测 HBsAg 和（或）HBV-DNA 阳性持续 6 个月以上。我国《慢性乙型肝炎防治指南》根据 HBV 感染者的血清学、病毒学、生化学及其他临床和辅助检查结果，将慢性 HBV 感染分为以下 6 种情况。

（1）慢性 HBV 携带状态：指 1 年内连续随访 3 次，每次至少间隔 3 个月，均显示血清丙氨酸转氨酶（alanine aminotransferase，ALT）和天冬氨酸转氨酶（aspartate aminotransferase，AST）在正常范围内，HBV-DNA 通常保持高水平，肝组织检查无病变或病变轻微。此类患者较年轻，处于免疫耐受期，因此 HBsAg、HBeAg 和 HBV-DNA 呈阳性。

（2）非活动性 HBsAg 携带状态：指血清 HBsAg 阳性、HBeAg 阴性、抗 -HBe 阳性，HBV-DNA 低于检测下限或＜ 2000 IU/mL，HBsAg ＜ 1000 IU/mL。1 年内连续随访 3 次以上，每次至少间隔 3 个月，ALT 和 AST 均在正常范围内，肝组织检查显示病变轻微。

（3）HBeAg 阳性 CHB 患者：即血清学检测 HBsAg 阳性，HBeAg 阳性，HBV-DNA 阳性，ALT 持续或反复异常或肝组织学检查有肝炎病变。

（4）HBeAg 阴性 CHB 患者：指血清 HBsAg 阳性，HBeAg 持续阴性，多同时伴有抗 -HBe 阳性，HBV-DNA 阳性，ALT 持续或反复异常，或肝组织学有肝炎和（或）纤维化。

（5）隐匿性 HBV 感染（occult hepatitis B virus infection，OBI）：指血清 HBsAg 阴性，但血清和（或）肝组织中 HBV-DNA 阳性。80% 患者可有血清抗 -HBs、抗 -HBe 和（或）抗 -HBc 阳性，称为血清阳性 OBI，但有 1% ～ 20% 的 OBI 患者所有血清学指标均为阴性，故称为血清阴性 OBI。

（6）乙型肝炎肝硬化：有明确的 HBV 感染证据，并排除其他常见引起肝硬化的病因如 HCV 感染、酒精和药物等，同时组织学或临床提示存在肝硬化的证据。临床上常根据有无严重并发症将肝硬化分为代偿期及失代偿期。根据肝硬化并发症情况，可将肝硬化分为 5 期：1 期表现为无静脉曲张，无腹水；2 期表现

为有静脉曲张，无出血及腹水；3 期表现为有腹水，无出血，伴
或不伴静脉曲张；4 期表现为有出血，伴或不伴腹水；5 期表现
为脓毒血症。其中 1 ～ 2 期为代偿期肝硬化，3 ～ 5 期为失代偿
期肝硬化。

乙型肝炎病毒感染的不同阶段发生 HCC 的风险有所不同。
大量研究表明 HBV-DNA 阳性、HBsAg 阳性、HBeAg 阳性是
HCC 发生的高危因素。2002 年 Yang 等对 11 893 名男性随访研
究发现 HBsAg 阳性和 HBeAg 阳性的中国台湾男性 HCC 年发
生率为 1169/10 万，其相对风险是两者阴性的 60.2 倍，而单纯
HBsAg 阳性的男性者发生 HCC 的相对风险是两者阴性的 9.6 倍。
既往研究表明核苷（酸）类药物抗病毒治疗可以降低 HBeAg 阳
性的免疫激活期慢性 HBV 感染患者发生 HCC 的风险，但针对免
疫耐受期患者无明确抗病毒治疗主张。2017 年 Kim 等研究发现
HBeAg 阳性的患者中，在免疫耐受期（HBV-DNA ≥ 20000 IU/mL、
ALT 正常）不接受核苷（酸）类药物抗病毒治疗者发生 HCC 的
风险明显高于在免疫激活期（ALT>2 × ULN）接受核苷（酸）类
药物抗病毒治疗者，同时对于 HBeAg 阳性的免疫耐受期患者，
HBV-DNA 低载量（但 >20000 IU/mL）可能是 HCC 发生的危险
因素，因此选择性针对免疫耐受期患者进行早期抗病毒治疗可降
低 HCC 发生的风险。

2018 年 Fung 等回顾性分析 723 名 HBeAg 阳性的 CHB 患
者发生 HBeAg 血清学转换后（HBeAg 阴性而抗 -HBe 阳性）

1 年、5 年、10 年、20 年和 30 年 HCC 的累积发生率分别为 0.1%、2.2%、4.6%、7.9% 和 8.6%，而 30 岁、30 ～ 40 岁和 40 岁以上发生 HBeAg 血清学转换的患者 10 年 HCC 的累积发生率分别为 1.2%、1.6% 和 11.7%，20 年 HCC 的累积发生率分别为 1.2%、4.9% 和 20%。多因素分析发现，发生 HBeAg 血清学转换后，高龄、男性、肝硬化、低蛋白血症、高载量 HBV-DNA、ALT 升高均为 HCC 发生的独立危险因素，提示即使 HBeAg 阳性的 CHB 患者发生 HBeAg 血清学转换后仍需监测 HCC 的发生，尤其是高龄、男性、肝硬化患者应适当增加随访监测频次，同时根据病情及时进行抗病毒治疗。

2014 年 Liu 等研究指出 HBeAg 血清学转换可伴随 HBV-DNA 下降，因此 HCC 发生率下降源于 HBV 病毒复制减少，HBeAg 的血清学转换并不能降低 HCC 的发生率。2014 年 George 等对 818 名 HBeAg 阴性的 CHB 患者的长期随访研究发现，拉米夫定抗病毒治疗并不降低这类患者 HCC 的发生率。2012 年 Tseng 等对中国台湾 2688 例慢性 HBV 感染者随访平均 14.7 年发现，在 HBV-DNA 载量低于 2000 IU/mL 的 HBeAg 阴性患者中，HBsAg 高于 1000 IU/mL 较低于 1000 IU/mL 的患者 HCC 发生率高 13.7 倍，这表明对于 HBeAg 阴性患者，HBsAg 定量高是发生 HCC 的高危因素，因此，此类患者在抗病毒治疗过程中除了关注 HBV-DNA 载量还应同时注意 HBsAg 定量的变化。

临床上部分 HCC 患者 HBsAg 为阴性，但抗 -HBc 阳性，提示既往感染乙肝。2017 年 Kim 对 3464 名 CHB 患者发生 HBsAg 清除后随访发现，HCC 的年发生率为 0.55%，而 5 年、10 年和 12 年的 HCC 累积发生率分别为 1.6%、5.9% 和 15.2%，其中肝硬化患者的年 HCC 发生率（2.85%，95% CI：1.37% ～ 5.24%）明显高于非肝硬化患者（0.29%，95% CI：0.13% ～ 0.55%），肝硬化患者 5 年、10 年的 HCC 累积发生率为 10.1% 和 14.1%，而非肝硬化患者为 0.5% 和 3.8%。肝硬化、男性、超过 50 岁是这类患者发生 HCC 的高危因素，风险比（hazard ratio，HR）分别为 10.80、8.96、12.14，结果显示临床上看到的 HBsAg 阴性但抗 -HBc 阳性者，仍是 HCC 发生的高危人群，应密切随访监测。

2015 年 Liu 等研究同时发现 HBsAg 发生血清学清除后其 HCC 的发生率较 HBsAg 阳性的 CHB 患者无明显下降，但在 HBV-DNA 转阴后 HBsAg 阳性组患者的 HCC 的发生率高于 IIBsAg 阴性组，但总的来说达到 HBV-DNA 转阴和 HBsAg 清除可降低 HCC 发生风险。2018 年 Law 等对 73 名 HBsAg 阴性而抗 -HBc 持续阳性的 HCC 患者研究发现，仅 34.2% 的患者伴有肝硬化，同时此类患者由于疏于临床监测，肿瘤直径较大（≥ 5 cm 占 72.6%）。2009 年 Ikeda 等一项前瞻性研究发现抗 -HBc 阳性患者伴 HBV-DNA 阳性组和 HBV-DNA 阴性组，5 年的 HCC 发生率分别为 27% 和 11.8%，而 10 年的 HCC 发生率分别为 100% 和 17.6%。2016 年 Li 等研究发现抗 -HBc 阳性的 HCC 患者在肝癌切除术后的无复发生存率低于抗 -HBc 阴性无病毒性肝炎病史的 HCC 患者，但两组的总体生存时间无明显差异。而在 HBsAg 阳性时，抗 -HBc 对 HCC 患者预后的影响则不明显，从而建议在 CHB 患者 HBsAg 发生血清学转换后仍需注意 HBV-DNA 是否为阳性。同时发现 HBsAg 阴性但抗 -HBc 阳性的 HCC 患者手术切除后复发率较无病毒性肝炎病史患者高，需注意术后的随访监测。

（杨可立　整理）

6. 乙型肝炎病毒感染者的治疗与监测方法

目前我国《慢性乙型肝炎防治指南》提出 CHB 治疗的目标是最大限度地长期抑制 HBV 复制，减轻肝细胞炎性坏死及肝纤维化，延缓和减少肝功能衰竭、肝硬化失代偿、HCC 及其他并发症的发生，从而改善生存质量和延长生存时间。在治疗过程中，对于部分适合的患者应尽可能追求 CHB 的临床治愈，即停止治疗后持续的病毒学应答、HBsAg 消失，并伴有 ALT 复常和肝脏组织病变改善。

CHB 抗病毒治疗的适应证主要根据患者血清 HBV-DNA 水平、血清 ALT 水平和肝脏疾病严重程度来决定，同时结合患者年龄、家族史和伴随疾病等因素，综合评估患者疾病进展风险后决定是否启动抗病毒治疗。目前推荐：①血清 HBV-DNA 阳性、

ALT 持续异常且排除其他原因所致者，建议行抗病毒治疗。②对于血清 HBV-DNA 阳性的代偿期乙型肝炎肝硬化患者和 HBsAg 阳性失代偿期乙型肝炎肝硬化患者，建议行抗病毒治疗。③血清 HBV-DNA 阳性，ALT 正常，有下列情况之一者建议行抗病毒治疗：A. 肝活组织穿刺检查提示显著炎症和（或）纤维化 [G ≥ 2 和（或）S ≥ 2]；B. 有乙型肝炎肝硬化或乙型肝炎肝癌家族史且年龄 > 30 岁；C. ALT 持续正常、年龄 > 30 岁者，行肝纤维化无创诊断技术检查或肝组织学检查发现存在明显肝脏炎症或纤维化；D. HBV 相关肝外表现（如 HBV 相关性肾小球肾炎等）。

目前 CHB 抗病毒治疗的主要手段包括核苷（酸）类药物和干扰素。目前推荐的一线核苷（酸）类药物包括富马酸替诺福韦酯（tenofovir disoproxil fumarate，TDF）、恩替卡韦（entecavir，ETV）、富马酸丙酚替诺福韦（tenofovir alafenamide fumarate，TAF）。替比夫定（telbivudine）可改善肾小球滤过率，但总体耐药率仍偏高，但其在阻断母婴传播中具有良好的效果和安全性。初治患者应首选强效低耐药药物（ETV、TDF、TAF）治疗，不建议应用阿德福韦酯和拉米夫定。正在应用非首选药物治疗的患者，建议换用强效低耐药药物，以进一步降低耐药风险。应用阿德福韦酯者，建议换用 ETV、TDF 或 TAF；应用拉米夫定或替比夫定者，建议换用 TDF、TAF 或 ETV；曾有拉米夫定或替比夫定耐药者，换用 TDF 或 TAF；曾有阿德福韦酯耐药者换用 ETV、TDF 或 TAF；联合阿德福韦酯和拉米夫定 / 替比夫定治疗者，换用 TDF 或 TAF。HBeAg 阳性慢性感染者采用 ETV、TDF 或 TAF 治疗。治疗 1 年若 HBV-DNA 低于检测下限、ALT复常和 HBeAg 血清学转换后再巩固治疗至少 3 年（每隔 6 个月复查 1 次）仍保持不变，可考虑停药，如延长疗程可减少复发。HBeAg 阴性慢性感染者采用 ETV、TDF 或 TAF 治疗，建议HBsAg 消失且 HBV-DNA 检测不到后停药随访。对于代偿期乙型肝炎肝硬化患者，推荐采用 ETV、TDF 或 TAF 进行长期抗病毒治疗，或采用聚乙二醇干扰素 α（polyethylene glycol interferon alpha，PEG-IFN α）治疗，但需密切监测相关不良反应。对于失代偿期乙型肝炎硬化患者，推荐采用 ETV 或 TDF 长期治疗，禁用干扰素治疗，必要时可以应用 TAF 治疗。CHB 患者应用ETV、TDF 或 TAF 治疗 48 周，若 HBV-DNA > 2000 IU/mL，排除依从性和检测误差后，可调整核苷（酸）类药物治疗（应用 ETV 者换用 TDF 或 TAF，应用 TDF 或 TAF 者换用 ETV，或两种药物联合使用），也可以联合 PEG-IFN α 治疗。乙型肝炎肝硬化患者应用 ETV、TDF 或 TAF 治疗 24 周，若 HBV-DNA > 2000 IU/mL，排除依从性和检测误差后，建议调整核苷（酸）类药物治疗（应用 ETV 者换用 TDF 或 TAF，应用 TDF 或 TAF 者换用 ETV，或两种药物联合使用）。

我国已批准普通干扰素 α（interferon alpha，IFN-α）和PEG-IFN α 用于治疗 CHB。PEG-IFN α 相较于 IFN-α 能取得相对较高的 HBeAg 血清转换率、HBV-DNA 抑制及生化学应答率。

对于失代偿期肝硬化、妊娠或短期内有妊娠计划、具有精神病史（精神分裂症或严重抑郁症等病史）、未控制的自身免疫性疾病、未能控制的癫痫、伴有严重感染、伴视网膜疾病、有心力衰竭和慢性阻塞性肺病等基础疾病的患者，绝对禁止使用干扰素治疗。IFN-α 治疗后可能出现流感样症候群、外周血细胞减少、精神异常、自身免疫现象（如甲状腺疾病、糖尿病、血小板减少、银屑病、白斑、类风湿性关节炎和系统性红斑狼疮样综合征等）、肾脏损害、心血管并发症、视网膜病变、听力下降和间质性肺炎等，需对症处理或干扰素减量及停药等。HBeAg 阳性 CHB 患者采用 PEG-IFNα 抗病毒治疗 24 周时，若 HBV-DNA 下降＜ 2 Lg IU/mL 且 HBsAg 定量＞ 20 000 IU/mL，建议停用 PEG-IFNα 治疗，改为核苷（酸）类药物治疗；有效患者治疗疗程为 48 周，可以根据病情需要延长疗程，但不宜超过 96 周。HBeAg 阴性 CHB 患者采用 PEG-IFNα 抗病毒治疗 12 周时，若 HBV-DNA 下降＜ 2 Lg IU/mL，或 HBsAg 定量下降＜ 1 Lg IU/mL，建议停用 PEG-IFNα 治疗，改为核苷（酸）类药物治疗；有效患者治疗疗程为 48 周，可以根据病情需要延长疗程，但不宜超过 96 周。

使用核苷（酸）类药物抗病毒治疗的患者建议每 3 ～ 6 个月检测 1 次以下指标：血常规、肝脏生物化学指标、HBV-DNA 定量和 HBV 感染 5 项指标、肝脏硬度值测定等。无肝硬化者每 6 个月 1 次或肝硬化者每 3 个月 1 次复查腹部超声和甲胎蛋白，必要时做增强 CT 或增强 MRI 以早期发现 HCC。采用 TDF 抗病毒治疗者，每 6～12 个月检测 1 次血磷水平、肾功能，有条件者可监测肾小管早期损伤指标。应用 PEG-IFNα 抗病毒治疗的患者在治疗第 1 个月每 1～2 周复查 1 次血常规，稳定后每月复查 1 次。同时每月复查 1 次肝脏生物化学，每 3 个月复查 1 次甲状腺功能和血糖，以及 HBV-DNA、HBsAg、HBeAg 和抗 -HBe 定量，每 6 个月复查 1 次肝脏硬度值，同样无肝硬化者每 6 个月 1 次或肝硬化者每 3 个月 1 次复查腹部超声和甲胎蛋白，必要时做增强 CT 或增强 MRI 以早期发现 HCC。对停药患者应进行密切随访，评估抗病毒治疗的长期疗效，监测疾病进展及 HCC 的发生。因此，不论患者在抗病毒治疗过程中是否获得应答，在停药后前 3 个月内应每月检测 1 次肝脏生物化学指标、HBV 感染 5 项指标和 HBV-DNA 定量，之后每 3 个月检测 1 次，1 年后每 6 个月检测 1 次。无肝硬化的患者需每 6 个月行 1 次腹部超声检查和甲胎蛋白检测等，肝硬化患者需每 3 个月检测 1 次，必要时做增强 CT 或增强 MRI 以早期发现 HCC。

（杨可立　整理）

7. 重视酒精性肝炎及非酒精性脂肪肝引起的肝癌

酒精性肝病是全球范围常见的肝脏慢性疾病之一，过度饮酒可导致肝脏一系列病变，包括单纯酒精性肝病、酒精性脂肪肝、

酒精性肝炎、酒精性肝纤维化、酒精性肝硬化，甚至导致 HCC
的发生。随着酒精摄入量的增加，发生 HCC 的风险也增加，全
球范围 30% 的 HCC 由酒精性肝病导致。长期大量饮酒的人群一
旦发展为酒精性肝炎，其中 70% 的患者会继续发展为酒精性肝硬
化，这部分肝硬化患者 HCC 的年发生率达 2%。2016 年全球疾
病负担项目统计有 24.5 万人死于酒精相关性 HCC，占全球 HCC
死亡人数的 30%。酒精性肝病无特异性临床诊断方法，一般长
期饮酒史超过 5 年，折合乙醇量男性 ≥ 40 g/d，女性 ≥ 20 g/d；
或 2 周内有大量饮酒史，折合乙醇量 > 80 g/d，排除其他原因所
致的肝病，同时 AST/ALT > 2、γ- 谷氨酰转移酶升高、平均红
细胞容积升高，禁酒后这些指标可明显下降，通常 4 周内基本恢
复正常。肝脏 B 超、CT、MRI 或瞬时弹性成像检查有典型表现，
可诊断为酒精性肝病。Dam-Larsen 等对丹麦脂肪肝患者长达
20 年的临床随访数据表明，每年 1.0% ～ 3.1% 的酒精性脂肪肝
患者进展为酒精性肝炎患者，其中 3.2% ～ 12.2% 的酒精性肝炎
患者进展为肝硬化患者。酒精性肝病发展为 HCC 的患者中多数
为肝硬化患者，这些患者发生 HCC 的累积风险为 8%。另一项对
SEER–Medicare 数据库中 1994—2007 年的数据分析发现酒精性
肝病患者发生 HCC 的风险是正常人群的 4 倍，而 73% 的酒精性
肝病患者死于 HCC。研究表明，戒酒可使 HCC 的发生风险每年
下降 6% ～ 7%。

非酒精性脂肪性肝病（non-alcoholic fatty liver disease，

NAFLD）是一种与胰岛素抵抗和遗传易感密切相关的代谢应激性肝损伤，疾病谱包括非酒精性单纯性肝脂肪变、非酒精性脂肪性肝炎（non-alcoholic steatohepatitis，NASH）、肝硬化和 HCC。非酒精性是指无过量饮酒史（男性饮酒折合乙醇量＜30 g/d，女性＜20 g/d）和其他可以导致脂肪肝的特定原因。NAFLD 是全球最常见的慢性肝病，尤其在肥胖、糖尿病、高脂血症的个体中非常普遍。肝细胞脂肪变合并慢性炎症和肝纤维化导致 NASH，而 NASH 是导致 HCC 的常见病因。随着肥胖的流行蔓延，HCC 的发病率也随之升高。普通成人 NAFLD 患病率为 6.3%～45%，其中 NASH 占 10%～30%。中东和南美洲 NAFLD 患病率最高，中国在内的亚洲多数国家患病率居中，非洲最低。来自上海、北京等地区的流行病学调查显示，普通成人 B 超诊断的 NAFLD 患病率在 10 年期间从 15% 增加到 31% 以上，50～55 岁男性患病率高于女性，其后女性的患病率增长迅速甚至高于男性。对 NAFLD 患者随访 10～20 年发现，肝硬化发生率为 0.6%～3.0%，而 NASH 患者 10～15 年内肝硬化发生率为 15%～25%。流行病学调查发现 NAFLD 患者发生 HCC 的风险是正常人群的 2.5 倍，其 HCC 发病率为 0.29‰～0.66‰。一项对 SEER-Medicare 数据库（2004—2009 年）的数据分析发现，在 4329 例 HCC 患者中，有 16.4% 为酒精性肝病患者，14.1% 为非酒精性肝病患者，该数据库中每年 9% 的非酒精性肝病患者发展为 HCC。韩国的一项研究对 25 947 名受试者进行了平均 7.5 年的长期监测，发现非酒精性脂肪肝患者的 HCC 发病率明显高于非 NAFLD 人群（23.1/100 000 人年 *vs.* 0.9/100 000 人年）。NASH 肝硬化患者发生 HCC 的风险显著增加，因此应该定期筛查 HCC，然而高达 30% ～ 50% 的 HCC 发生在非肝硬化的 NASH 患者中。鉴于非肝硬化的 NASH 患者并发 HCC 的总体风险低，暂不推荐对尚无肝硬化的 NAFLD 和 NASH 患者筛查 HCC。

（杨可立　整理）

参考文献

1. CHEN W，ZHENG R，BAADE P D，et al. Cancer statistics in China，2015. CA Cancer J Clin，2016，66（2）：115-132.

2. 中华医学会肝病学分会. 慢性乙型肝炎防治指南. 中华传染病杂志，2019，37（12）：705-730.

3. RAIMONDO G，LOCARNINI S，POLLICINO T，et al. Update of the statements on biology and clinical impact of occult hepatitis B virus infection. J Hepatol，2019，71（2）：397-408.

4. LIU J, YANG H I, LEE M H, et al. Serum levels of hepatitis B surface antigen and DNA can predict inactive carriers with low risk of disease progression. Hepatology, 2016, 64（2）: 381-389.

5. D' AMICO G, MORABITO A, D' AMICO M, et al. New concepts on the clinical course and stratifification of compensated and decompensated cirrhosis. Hepatol Int, 2018, 12（Suppl 1）: 34-43.

6. FATTOVICH G, BORTOLOTTI F, DONATO F, et al. Natural history of chronic hepatitis B: special emphasis on disease progression and prognostic factors. J Hepatol, 2008, 48（2）: 335-352.

7. CHEN Y C, CHU C M, YEH C T, et al. Natura lcourse following the onset of cirrhosis inpatients with chronic hepatitis B: a long-term follow upstudy. HepatolInt, 2007, 1（1）: 267-273.

8. KIM G A, LIM Y S, HAN S, et al. High risk of hepatocellular carcinoma and death in patients with immune- tolerant-phase chronic hepatitis B.Gut, 2017, 67（5）: 945-952.

9. FUNG J, CHEUNG K S, WONG D K, et al. Long term outcomes and predictive scores for hepatocellular carcinoma and hbsag seroclearance after HBeAg seroclearance. Hepatology, 2018, 68（2）: 462-472.

10. LAW J H, TAN J K H, WONG K Y M, et al. Does persistent anti-HBc positivity inflfluence the prognosis of HBsAg-negative hepatocellular carcinoma? Comparative outcomes of anti-Hbc positive versus anti-Hbc negative non-B non-C HCC.

HPB，2019，21（2）：242-248.

11. LI T，WANG S K，ZHOU J，et al. Positive HBcAb is associated with higher risk of early recurrence and poorer survival aft er curative resection of HBV-related HCC. Liver Int，2016，36（2）：284-292.

12. TSENG T C，LIU C J，YANG H C，et al.Serum hepatitis B surface antigen levels help predict disease progression in patients with low Hepatitis B virus loads. Hepatology，2013，57（2）：441-450.

13. CHI H，HANSEN B E，YIM C，et al. Reduced risk of relapse after long -term nucleos（t）ide analogue consolidation therapy for chronic hepatitis B. Aliment Pharmacol Ther，2015，41（9）：867-876.

14. European Association for the Study of the Liver. Electronic address and European Association for the Study of the EASL 2017 clinical practice guidelines：on the management of hepatitis B virus infection. J Hepatol，2017，67（2）：370-398.

15. 中华医学会肝病学分会肝炎学组，中华肝脏病杂志. 非一线核苷（酸）类似物经治慢性乙型肝炎患者治疗策略调整专家共识. 中华肝脏病杂志，2019，27（5）：343-346.

16. HSU C W，SU W W，LEE C M，et al. Phase IV randomized clinical study：peginterferon alfa-2a with adefovir or entecavir pre-therapy for HBeAg-positive chronic hepatitis B. J Formos Med Assoc，2018，117（7）：588-597.

17. DIEHL A M，DAY C. Cause，pathogenesis，and treatment of nonalcoholic

steatohepatitis. N Engl J Med，2017，377（21）：2063-2073.

18. ZHU J Z，ZHOU Q Y，WANG Y M，et al. Prevalence of fatty liver disease and the economy in China：a systematic review. World J Gastroenterol，2015，21（18）：5695-5706.

19. SEITZ H K，BATALLER R，CORTEZ-PINTO H，et al. Alcoholic liver disease. Nature Reviews Disease Primers，2018，4（1）：16.

20. ANSTEE Q M，REEVES H L，KOTSILITI E，et al. From NASH to HCC：current concepts and future challenges.Nat Rev Gastroenterol Hepatol，2019，（16）：411-428.

中国医学临床百家

肝癌的早期发现

8. 中国肝癌的高危人群

国家卫生健康委发布的《原发性肝癌诊疗规范（2019年版）》中明确指出，对肝癌高危人群的筛查，有助于肝癌的早期发现、早期诊断、早期治疗，是提高肝癌疗效的关键。在我国，肝癌高危人群主要包括具有 HBV 和（或）IICV 感染、过度饮酒、非酒精性脂肪性肝炎、长期食用被黄曲霉毒素污染的食物、各种其他原因引起的肝硬化及有肝癌家族史等人群，尤其是年龄＞40岁的男性风险更大。高危人群可借助肝脏超声检查和 AFP 检测进行肝癌早期筛查，建议至少每隔 6 个月进行 1 次检查。

以下将逐一对上述高危因素进行介绍。

8.1 HBV 和（或）HCV 感染者

WHO 估计全球 HBV 感染者约为 2.57 亿，目前估计中国有 7000 万人，这部分人构成了我国肝癌最主要的高危人群。总体而言，HBV 感染者发生肝癌的概率远大于正常人群，我国台湾地区一项早期研究表明，这个差距甚至超过 200 倍。另有研究显示非活动性 HBV 携带者肝癌的发病率约为 0.2%，HBV 慢性感染者（没有肝硬化）约为 0.6%，HBV 慢性感染合并代偿期肝硬化患者约为 3.7%。

HBV 感染的最常见血清学检测组合：HBsAg 阳性 + HBeAg 阳性 + 抗 -HBc 阳性（大三阳）和 HBsAg 阳性 + 抗 -HBe 阳性 + 抗 -HBc 阳性（小三阳），临床上"小三阳"的肝癌发生率高于"大三阳"，这可能是因为患者处于乙肝稳定期的时间远远多于乙肝活动期。HBsAg 阳性意味着有 HBV 感染的证据，存在着发生肝癌的高风险。而抗 -HBs 阳性表明有保护抗体的存在，则 HBsAg 阴性。但事实上临床仍可见到不少抗 -HBs 阳性的肝癌患者，此类患者通常的血清学检测组合是抗 -HBs 阳性 + 抗 -HBe 阳性 + 抗 -HBc 阳性，表明此患者以往得过乙肝，现虽然产生血清学的病毒清除，但由于乙肝病毒已经整合于肝细胞内，是无法清除的，因而致癌因素仍然存在而发生肝癌。因此，血清学检测表明以往得过乙肝或者乙肝治疗已经达到血清学病毒清除的人群仍然是肝癌高危人群，应该重视。

据中国疾病预防控制中心估计，我国目前至少有 760 万 HCV 感染者，其中约有 456 万慢性丙肝患者，HCV 感染的慢性化程度很高，为 75% ～ 80%，因此发展为肝硬化和肝癌的概率更高。目前 HCV 治疗已经取得重大进展，经过药物治疗丙肝完全可以治愈。最有效治疗丙肝的方案为直接作用抗病毒药物（direct acting antiviral agents，DAAs），如泛基因型药物索磷布韦/维帕他韦对于非36病毒基因型的无肝硬化患者，其12周的持续病毒学应答（sustained virologic response，SVR）达95%以上，在3基因型以外的失代偿期患者中其SVR12也在90%以上。此外，格卡瑞韦/哌仑他韦、索磷布韦/维帕他韦/伏西瑞韦等DAAs的SVR均在95%以上。

8.2 酗酒

酗酒在非病毒感染的肝癌患者中起着重要的作用，目前饮酒导致肝癌的机制尚不十分明确，可能与酒精的主要代谢产物乙醛引起肝细胞损伤、机体氧化应激水平增高、造成DNA损伤等有关。当酗酒者合并病毒性肝炎感染时，更易发生肝癌。

8.3 非酒精性脂肪性肝炎

非酒精性脂肪性肝炎指人体过多的脂肪以甘油三酯的形式堆积在肝脏中（脂肪变性）。有研究表明10%～25%的非酒精性脂肪性肝炎患者在8～14年内进展为肝硬化，0.16%的患者可直接进展为肝癌。非酒精性脂肪性肝炎引起的肝细胞损伤和炎症，以及继发的肝硬化是导致肝癌的主要原因。随着生活方式和人口年龄结构的改变，我国非酒精性脂肪性肝炎的发病率不断上升，其与肥胖、糖尿病、胰岛素抵抗、高脂血症和高血压等因素有关，有上述疾病者也属于肝癌的高危人群。

8.4 食用被黄曲霉毒素污染食物者

黄曲霉毒素被认为是最强的动物致癌剂之一，诱发肝癌的最小剂量每天仅需 10 μg。我国流行病学调查提示肝癌高发于湿温地区，这些地区谷物（玉米、花生）等易于霉变，黄曲霉毒素检出率显著高于肝癌低发区。而动物实验还显示黄曲霉毒素与 HBV 有协同致肝癌作用。"管粮防霉"等措施，可明显降低谷物霉变和引起肝癌的风险。

8.5 各种原因引起的肝硬化

肝硬化时的一系列病理生理改变，如肝细胞坏死、再生及纤维化等，造成肝硬化患者发生肝癌的风险显著高于正常人群。在我国，除了常见的病毒性肝炎、酗酒和非酒精性脂肪性肝炎引起的肝硬化之外，自身免疫性肝炎、胆汁淤积、长期服用肝毒性药物、寄生虫感染（肝吸虫、血吸虫等）导致的肝硬化，也在肝癌的发病中起着一定的作用。

8.6 有肝癌家族史的人群

流行病学调查发现肝癌多有家族聚集现象，肝炎的交叉感染、遗传易感性、类似的生活环境和方式等有可能是重要原因，如我国台湾地区对 1791 个肝癌核心家庭配对调查发现，一级亲属累积患病率为 5.37%，二级亲属为 2.61%，而对照无肝癌家庭为 0.7%，差异有显著性。随着亲缘关系的递减，肝癌的发病危险递减，但仍高于一般人群。笔者在临床上见到过一家三代先后患肝癌，以及一家五个亲兄弟同患肝癌的家庭聚集现象。因此，有肝癌家族史的人群应重视肝癌的普查。

陈万青等报道 2015 年我国男性的肝癌发病率和死亡率在 30～44 岁年龄组急剧升高，并在 45～59 岁年龄组达到最高峰。因此，40 岁以上具有上述高危因素的男性，尤其需要进行定期的肝癌普查。

在临床实践中，我们常常看到两个以上高危因素集中出现于同一位患者的情况。例如，有乙肝 HBsAg 阳性者长期饮酒或者有家庭肝癌病史等，这些人群患肝癌的机会将会大大增加。我们在临床中也需要对 HBsAg 阳性肝癌患者的家属进行肝癌科普教育，要求与患者有血缘关系的亲人都必须进行乙肝检查和每年的健康体检。如果肝癌患者亲人中发现有乙肝感染者，应定为肝癌的极高危人群，必须严格定期行影像学和 AFP 检查，每年至少 2 次。

（韦　玮　整理）

9. 对肝癌高危人群的筛查是肝癌早期发现的主要途径

早期发现和早期诊断是提高肝癌疗效的关键措施，我国从 20 世纪 70 年代开始，采取 AFP 检测作为肝癌普查的手段，如上海市 1971—1976 年普查了 196 万人，检出肝癌 300 例，其中亚临床期肝癌 134 例，占 44.7%。虽然发现了一批无明显症状的早期肝癌患者，但是这类在自然人群中进行的肝癌普查，其耗费效益比等卫生经济学指标很不理想，即使是上海这样的肝癌高发区，其检出率也只有 14.7/10 万，耗资甚巨，收效不高。

20 世纪 80 年代以来，根据流行病学调查结果，对肝癌的高危人群做了划分，由此肝癌普查从对自然人群普查转为对高危人群普查，检出率大大提高，很好地解决了资源耗费与普查效果的矛盾。因此，根据我国肝癌发病特点，对高危人群做出明确的定义，有助于卫生主管部门和医务人员制定更为合理的普查政策及采取更有针对性的普查手段，同时通过科普宣传和患者教育，让更多的高危人群能定期接受肝癌普查，对于提高肝癌的早诊率和整体治疗效果，具有非常重要的意义。

国家卫生健康委发布的《原发性肝癌诊疗规范（2019 年版）》中推荐高危人群每隔 6 个月进行至少 1 次 AFP 和肝脏的超声检查，以监测肝癌的发生。汤钊猷院士等报道的一项随机对照研究显示，18 816 例 HBV 感染者随机分为筛查组和对照组，筛查组每 6 个月接受 AFP 和肝脏超声检查，该组人群的肝癌死亡率（83.2/10 万）较对照组（131.5/10 万）降低了 37%，有力地证实了 AFP 联合肝脏超声是有效的、符合我国国情的肝癌筛查手段。

需要注意的是，AFP 虽然是目前应用最为广泛的肝癌血清标志物，但是单用 AFP（以 20 ng/mL 作为阈值），对肝癌诊断的敏感性只有 60% 左右，而特异性也只有 80% 左右。虽然有报道肝脏超声在肝癌的筛查中可达到 60% ～ 80% 的敏感性和超过 90%

的特异性，但是其准确性仍不可避免地受到检查者技术水平和经验的影响。目前国内外指南一般均推荐 AFP 联合肝脏超声作为肝癌筛查的主要手段，虽然能部分提高对早期肝癌的敏感性，但是也会造成假阳性率和筛查费用的增加。目前临床上尚未发现可替代 AFP 的肝癌血清标志物，而限于有限的医疗资源，CT、MR 等目前仍不适合作为肝癌筛查的手段。

选择多长的时间间隔对高危人群进行筛查主要基于肿瘤倍增时间的估算，与每年 1 次相比，每半年 1 次的肝癌筛查能更有效地发现早期肝癌，从而带来更佳的生存获益。而每 3 个月 1 次的筛查虽然能发现更小的肝内病灶，但对患者的生存改善有限，筛查的成本和人群的依从性也不理想，因此目前国内外指南均推荐对肝癌高危人群进行每半年 1 次筛查，而非肝癌高危人群则每年进行 1 次健康体检。

需要强调的是，对肝癌高危人群的监测和筛查是一项系统性工程，不仅包括高危人群的定义、筛查手段和频率的规范化和标准化，还应包括完善的后续确诊和治疗措施。随着肝癌临床和基础研究的发展，肝癌的筛查策略也会得到相应的调整和改进。

（韦 玮 整理）

10. 肝癌液体活检早诊技术的重大进展

液体活检（liquid biopsy）是指通过体液（血液、尿液等）对癌症等疾病做出分析诊断的技术。目前液体活检技术的研究对象主要包括外周血中的循环肿瘤细胞（circulating tumor cell，CTC）和游离核酸片段（cfDNA、microRNAs 等）两大类。随着液体活检技术的发展，其对上述生物标志物的分子分析已经能够部分甚至完全代替组织活检，因此被《麻省理工科技评论》评选为"2015 年十大突破技术"之一。

与经典组织活检技术相比，液体活检技术具有以下优点：①无创性：仅凭少量外周血标本即可完成检测；②实时性：可动态反映肿瘤细胞的遗传改变和演变进程，避免反复有创的组织活检；③全面性：反映的是体内肿瘤细胞的分子遗传信息的全貌，避免了瘤内异质性对组织活检结果的影响；④准确性：其所携带的分子遗传学信息来自原发肿瘤，具有高度敏感性和特异性。因此，液体活检技术的应用可贯穿肿瘤诊疗的全周期，在肿瘤早期诊断中的价值日益受到重视。近年来，我国科学家在肝癌液体活检早诊技术方面陆续取得了一系列重大进展。

复旦大学附属中山医院樊嘉、周俭团队于 2011 年发表于 *Journal of Clinical Oncology* 题 为 "Plasma microRNA panel to diagnose hepatitis B virus-related hepatocellular carcinoma" 的研究，构建了一个包括 7 个血清 microRNAs 的肝癌早诊模型。该模型

在训练组和验证组人群中对肝癌诊断的准确率分别高达 86.4% 和 88.8%，区分肝癌患者、慢性乙型肝炎患者和肝硬化患者的准确率分别达 94.1%、84.2% 和 88.4%。基于这一模型的肝癌早诊试剂盒研发的"7 种微小核糖核酸肝癌检测试剂盒"已于 2018 年被投入临床应用，理论上仅需 0.2 mL 血浆即可实现对肝癌的早期诊断。

中山大学庄诗美、崇雨田团队于 2015 年发表于 *The Lancet Oncology* 题为 "A serum microRNA classifier for early detection of hepatocellular carcinoma：a multicentre, retrospective, longitudinal biomarker identification study with a nested case-control study" 的研究论文，鉴定了一个由 7 个血清 microRNAs（miRNAs）组成的分类器（称之为 Cmi），能够较 AFP 更早、更准确地预警肝癌的发生。更为重要的是，课题组通过监测 1400 多例肝炎肝硬化患者 5 年的病情发展，从中发现了新发肝癌 27 例，进而采用巢式病例对照方法分析了前瞻性收集的系列血清，揭示了 Cmi 在小肝癌（诊断时＜ 3 cm）临床诊断前 1 年，就可以预警肝癌的发生。

中山大学肿瘤防治中心徐瑞华、韦玮团队于 2017 年 10 月发表于 *Nature Materials* 题为 "Circulating tumour DNA methylation markers for diagnosis and prognosis of hepatocellular carcinoma" 的研究发现，肝癌患者外周血循环肿瘤 DNA（ctDNA）中存在肝癌特异性的甲基化改变，与正常人群有显著区别。通过对少量（4 ~ 5 mL）血样本中 ctDNA 这些位点甲基化水平的检测，可以对肝癌进行准确的早期诊断及疗效和预后预测。该研究通过检测近 2000 例大样本肝癌患者和正常对照人群血中 ctDNA 的甲基化水平，构建了肝癌的早期诊断模型。该模型在训练组 715 例肝癌患者和 560 例正常人中的诊断敏感性和特异性分别达 85.7% 和 94.3%，在验证组 383 例肝癌患者和 275 例正常人中的诊断敏感性和特异性分别达 83.3% 和 90.5%，均明显高于现有肝癌诊断标志物 AFP。此外，该模型还能准确地区分肝癌患者、慢性肝炎（HBV/HCV）和脂肪肝患者，显示出其在肝癌早期诊断中的巨大价值。目前基于该研究成果的肝癌早诊试剂盒已完成产业化，即将被投入临床应用，有望为肝癌的早期诊断提供又一有力手段。

液体活检技术的迅猛发展在可预见的将来必将彻底改变包括肝癌在内的肿瘤诊疗常规，但是如何将基础研究成果更好地转化为临床实际应用，控制检测成本，以及通过前瞻性的临床研究准确评估液体活检在肿瘤早诊筛查中的意义，还有大量的艰苦工作有待完成。

（韦 玮 整理）

参考文献

1. 中华人民共和国国家卫生和计划生育委员会医政医管局. 原发性肝癌诊疗规范（2017 年版）. 临床肝胆病杂志，2017，33（8）：114-126.

2.World Health Organization. Global hepatitis report，2017[2022-2-15].http：// apps.who.int/iris.

3. CHEN W，ZHENG R，BAADE P D，et al. Cancer statistics in China，2015. CA Cancer J Clin，2016，66（2）：115-132.

4. TORRE L A，BRAY F，SIEGEL R L，et al. Global cancer statistics，2012. CA Cancer J Clin，2015，65（2）：87-108.

5. BENSON A B 3RD，D'ANGELICA M I，ABBOTT D E，et al. NCCN guidelines insights：hepatobiliary cancers，version 1.2017. J Natl Compr Canc Netw，2017，15（5）：563-573.

6. HEIMBACH J K，KULIK L M，FINN R S，et al. AASLD guidelines for the treatment of hepatocellular carcinoma. Hepatology，2018，67（1）：358-380.

7. European Association for the Study of the Liver. EASL Clinical Practice Guidelines：management of hepatocellular carcinoma. J Hepatol，2018，69（1）：182-236.

8. DIAZ L A J R，BARDELLI A. Liquid biopsies：genotyping circulating tumor DNA. J Clin Oncol，2014，32（6）：579-586.

9. ZHOU J，YU L，GAO X，et al. Plasma microRNA panel to diagnose hepatitis B virus-related hepatocellular carcinoma. J Clin Oncol，2011，29（36）：4781-4788.

10. LIN X J，CHONG Y，GUO Z W，et al. A serum microRNA classifier for early detection of hepatocellular carcinoma：a multicentre，retrospective，longitudinal biomarker identifification study with a nested case-control study. Lancet Oncol，2015，16（7）：804-815.

11. XU R H，WEI W，KRAWCZYK M，et al. Circulating tumour DNA methylation markers for diagnosis and prognosis of hepatocellular carcinoma. Nature Materials，2017，16（11）：1155-1161.

肝癌的诊断标准

11. 肝癌临床诊断标准解读

在所有实体肿瘤中，唯有肝癌可采用临床诊断标准，即在有典型影像学表现的前提下不需要病理即可诊断。此临床诊断标准有着非侵袭性、简易方便和可操作性强等优点，在国内、国外都被广泛认可。在我国，原发性肝癌的发病率和病死率均占全球50% 以上，不论是病因还是治疗方式的选择均有其自身的特点，因此制定一个符合我国特色的肝癌诊疗规范是非常有必要的。2011 年国家卫生和计划生育委员会发布了《原发性肝癌诊疗规范（2011 年版）》，倡导以外科为主的多学科联合的综合治疗。之后，分别于 2017 年和 2019 年进行了两次修订，目前的最新版本是 2020 年 1 月国家卫生健康委员会医政医管局发布的《原发性肝癌诊疗规范（2019 年版）》（以下简称"2019 年版规范"）。

根据 2019 年版规范，肝癌的临床诊断应从高危人群筛查开始，以特征性影像学表现为核心，综合应用多种检查手段，将肝癌发生的高危因素、影像学特征及血清学分子标志物变化相结合，依据图 4 的步骤对肝癌做出临床诊断。

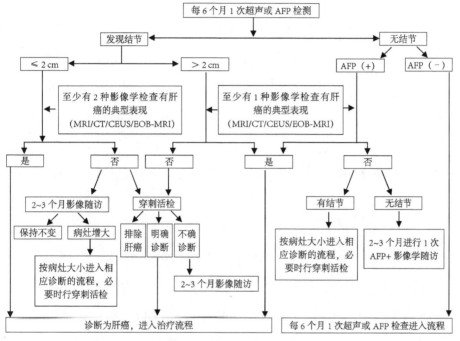

CEUS：超声造影；EOB-MRI：肝细胞特异性对比剂钆塞酸二钠（Gd-EOB-DTPA）增强磁共振扫描。

图 4 肝癌的诊断路线

（1）有乙型病毒性肝炎或丙型病毒性肝炎，或有任何原因引起肝硬化者，至少每隔 6 个月进行 1 次超声检查及血清 AFP 检测。对于发现肝内直径 ≤ 2 cm 的结节，行动态增强 MRI、动态增强 CT、超声造影或肝细胞特异性对比剂钆塞酸二钠（Gd-EOB-DTPA，商品名为普美显）增强 MRI 4 项检查中至少有 2 项显示动脉期病灶明显强化、门静脉期和（或）平衡期肝内病灶强化低于肝实质即"快进快出"的肝癌典型特征，则可做出肝癌的临床诊断；对于发现肝内直径＞2 cm 的结节，则上述 4 种影像学检查中只要有 1 项典型的肝癌特征，即可临床诊断为肝癌。

（2）有乙型病毒性肝炎或丙型病毒性肝炎，或有任何原因引起肝硬化者，随访发现肝内直径≤2 cm 的结节，若上述 4 种影像学检查中无或只有 1 项检查有典型的肝癌特征，可进行肝病灶穿刺活检或每 2～3 个月的影像学检查随访并结合血清 AFP 水平以明确诊断；对于发现肝内直径＞2 cm 的结节，上述 4 种影像学检查无典型的肝癌特征，则需进行肝病灶穿刺活检以明确诊断。

（3）有乙型病毒性肝炎或丙型病毒性肝炎，或有任何原因引起肝硬化者，如血清 AFP 升高，特别是持续升高，应进行影像学检查以明确肝癌诊断；如未发现肝内结节，在排除妊娠、慢性或活动性肝病、生殖腺胚胎源性肿瘤及消化道肿瘤的前提下，应密切随访血清 AFP 水平，每隔 2～3 个月进行 1 次影像学复查。

对于肝脏超声和血清 AFP 筛查有异常者，新版规范明确指出动态增强 CT 和多模态 MRI 扫描是明确诊断的首选影像学检查方法。其中更加突出地强调 MRI 在肝癌诊断中的重要价值，指出肝脏多模态 MRI 检查是肝癌临床检出、诊断、分期和疗效评价的优选影像技术，其检出和诊断直径≤2.0 cm 肝癌的能力优于动态增强 CT，特别是肝细胞特异性对比剂 Gd-EOB-DTPA 增强 MRI 可提高直径≤1.0 cm 肝癌的检出率及对肝癌诊断与鉴别诊断的准确性，是目前最精准的肝癌影像学检查方法。除上述优势外，多模态 MRI 在评价肝癌是否侵犯门静脉、肝静脉主干及其分支，以及腹腔或后腹膜淋巴结转移等方面较动态增强 CT 也更显优势。

典型的影像学表现对于肝癌的临床诊断在 2017 年版规范及 2019 年版规范中都具有极重要的地位，是肝癌临床诊断标准的核心。该诊断标准强调将"快进快出"的强化方式作为肝癌影像学诊断的主要依据，其在超声造影、动态增强 CT 和 MRI 动脉期（主要在动脉晚期）主要表现为肝肿瘤呈均匀或不均匀明显强化，门静脉期和（或）平衡期肝肿瘤强化低于肝实质；在肝细胞特异性对比剂 Gd-EOB-DTPA 增强 MRI 检查中则表现为肝肿瘤动脉期明显强化，门静脉期强化低于肝实质，肝胆特异期常呈明显低信号（5% ～ 12% 分化较好的小肝癌，肝胆特异期可呈吸收对比剂的稍高信号）。

2019 年版规范明确指出动态增强 MRI、动态增强 CT、超声造影或肝细胞特异性对比剂 Gd-EOB-DTPA 增强 MRI 4 项检查是确定肝癌诊断的影像学方法。除此 4 项方法外，还有数字减影血管造影（digital substraction angiography，DSA）及核医学影像学检查（PET/CT 和 PET/MRI）等，各种影像学检查手段各有特点，应该强调综合应用、优势互补、全面评估。

DSA 作为侵入性检查，其诊断价值基本被取代，自 2017 年版规范起已被从诊断流程中删除，目前 DSA 技术更多地被用于肝癌局部治疗或急性肝癌破裂出血治疗等。此外，DSA 还能够为血管解剖变异和重要血管解剖关系及门静脉浸润提供正确客观的信息，对于判断手术切除的可能性和彻底性及决定合理的治疗方案有重要价值。在核医学影像学检查方面，2019 年版规范仍强调 PET/CT 在肝癌的分期、再分期、疗效评价、指导放射治疗靶区勾画、确定穿刺活检部位、评价肿瘤恶性程度和预后方面有明显优势。此外，2019 年版规范还补充了 PET/MRI 检查，并指出 1 次 PET/MRI 检查可同时获得疾病解剖与功能信息，提高肝癌诊断的灵敏度。

在肝癌诊断的血液学分子标志物方面，2019 年版规范仍将 AFP 作为诊断肝癌和疗效监测常用且重要的指标。自 2017 年版规范起，肝癌的临床诊断主要依据影像学表现，血清 AFP 升高仅提示肝癌，不再作为肝癌单一的临床诊断标准。血清 AFP ≥ 400 μg/L 时，排除妊娠、慢性或活动性肝病、生殖腺胚胎源性肿瘤及消化道肿瘤后，高度提示肝癌；血清 AFP 轻度升高者，应动态观察，并与肝功能变化对比分析则有助于诊断；对于血清 AFP 升高却无影像学肝脏结节者，应每 2 ～ 3 个月进行 1 次影像学随访。2019 年版规范还指出，对于血清 AFP 阴性的患者，血清甲胎蛋白异质体（lens culinaris agglutinin-reactive fraction of AFP，AFP-L3）、异常凝血酶原即维生素 K 缺乏或拮抗剂 - Ⅱ 诱导的蛋白质（protein induced by vitamin K absence/antagonist- Ⅱ，PIVKA Ⅱ）和血浆游离微小核糖核酸（microRNA）也可作为肝癌早期诊断标志物。

（伊敏江　林希萌　整理）

12. 肝内占位性病变穿刺活检应谨慎

如前面提到，肝癌是无须病理而根据实验室及影像学检查即可以做出明确诊断的恶性肿瘤，故具有典型肝癌影像学特征的肝内占位性病变，符合肝癌的临床诊断标准的患者，通常不需要行以诊断为目的的穿刺活检，这一点在 2019 年版规范中同样得到明确。此外，2019 年版规范还指出，对于能手术切除或准备肝移植的肝癌患者，不建议术前行肝病灶穿刺活检，以减少肝肿瘤播散风险。但是对于缺乏典型肝癌影像学特征的占位性病变，肝穿刺活检可获得病理诊断，对于确立肝癌的诊断、指导治疗、判断预后非常重要。尽管如此，肝穿刺活检仍存在相应的风险，如出血、针道肿瘤种植等一系列并发症。

肝内占位穿刺活检需要在超声或 CT 引导下进行，可用细针穿刺获得细胞学诊断，也可采用 18 G 或 16 G 肝穿刺空心针活检获得组织学诊断。据文献报道，用细针穿刺活检后符合细胞学诊断的灵敏度为 87% ～ 95.6%，特异性可达 100%，鉴别原发性和继发性肝癌的诊断符合率为 91%。但肝内占位性病变细针穿刺后获得的标本往往较少，而标本过少会对做出正确诊断带来困难，因此在条件允许的情况下，尽可能选用直径较大的穿刺针，获取更满意的标本。目前多采用在超声引导下进行穿刺，采用 16 G 或者 18 G 穿刺活检针获得条状组织，这相较于细针穿刺细胞学检查大大提高了诊断的阳性率。通过肝穿刺活检取得的标本除了进行常规观察外，还可以进行电镜超微结构观察及免疫组织化学、酶学、肝炎病毒抗原检测，应用价值更大。

肝内占位病变穿刺活检作为一种侵入性检查，可能会引起一系列并发症。最常见的是穿刺后局部疼痛，疼痛往往是暂时性的，可自行缓解，必要时可给予止痛药物。上文中提到穿刺后出血和针道种植是肝穿刺活检最主要的两大并发症。穿刺过程中如果损伤到相应脏器和器官，还会有引起气胸、胆汁性腹膜炎、感染、休克甚至死亡的风险。

肝脏是人体血供非常丰富的器官，对肝内占位性病变进行穿刺时有穿刺后出血的风险。因此，要严格掌握肝内占位性病变穿刺活检的适应证，术前应检查患者血小板和凝血功能，对于有严重出血倾向或严重心肺、脑、肾疾患和全身衰竭的患者，应避免行肝穿刺活检。在肝内占位穿刺活检的所有并发症中，穿刺后出血是最常见而又引起穿刺后死亡的最主要原因。有文献报道肝内恶性占位性病变穿刺后更容易倾向于出血，肝内恶性肿瘤穿刺活检术后出血发生率为 0.28% ～ 3.6% 不等。穿刺后出血一般量不多，可自行停止，常无症状。严重的出血可危及生命，发生率为 0.03% ～ 0.24%，多在术后 2 ～ 4 小时发生，但是延迟性出血可发生在穿刺活检后 1 周，发生出血的原因可能是跟穿刺损伤门静脉、肝动脉、肝静脉、血管瘤等有关，因此穿刺后应该密切观察患者生命体征，警惕穿刺后出血的风险。

肝内恶性占位病变穿刺活检的另一个比较重要的并发症是

肿瘤破裂和针道种植，尤其是针道种植近年来备受关注。据相关文献报道，肝内恶性占位病变穿刺活检后针道种植发生率为 0.003% ～ 0.009% 不等。Silva 等在一篇系统回顾和 Meta 分析文章中提到肝癌穿刺后针道种植总发生率为 2.7%，每年发生率为 0.9%，因此不建议对可接受根治性治疗的肝内病灶进行穿刺活检。但是经过各种检查仍不能确定诊断，亦不能排除恶性肿瘤的患者，应做腹腔镜探查或者剖腹探查，手术切除占位性病灶从而获得病理组织学诊断。为了避免肿瘤结节破裂或针道种植，在选择穿刺路径时如需要经过正常的肝组织，应避免直接穿刺肝脏表面的结节。推荐在肿瘤和肿瘤旁肝组织分别穿刺 1 条组织，以方便客观对照，提高病理诊断标准性。

肝内占位穿刺活检对肝内占位性病变有确诊意义，阳性结果可明确肝癌的诊断。但是肝穿刺组织的病理诊断存在一定的假阴性率，阴性结果不能完全排除肝癌的可能性，这更加限制了肝穿刺活检的临床应用。因此，对肝穿刺活检必须要慎重选择患者，严格掌握其适应证及禁忌证，随着肝穿刺活检及影像学技术不断改进，目前肝穿刺活检术安全性大大提高，因穿刺而引起的相应并发症也随之降低。尽管如此，肝穿刺活检术作为一种侵入性检查，不推荐将其作为一种常规性诊断方法，在临床工作中应谨慎对待。

（伊敏江　整理）

参考文献

1. 中华人民共和国国家卫生健康委员会医政医管局. 原发性肝癌诊疗规范（2019 年版）. 中国实用外科杂志，2020，40（2）：121-138.

2. CHOU R, CUEVAS C, FU R, et al. Imaging techniques for the diagnosis of hepatocellular carcinoma. Ann Intern Med，2015，162（10）：697.

3. 张志伟，陈孝平.《原发性肝癌诊疗规范》（2017 版）解读. 临床外科杂志，2018，26（1）：5-8.

4. HANNA R F, MILOUSHEV V Z, TANG A, et al. Comparative 13-year meta-analysis of the sensitivity and positive predictive value of ultrasound，CT，and MRI for detecting hepatocellular carcinoma. Abdom Radiol（NY），2016，41（1）：71-90.

5. 陈敏山，徐立，郭荣平. 小肝癌的多学科治疗. 北京：人民卫生出版社，2017.

6. SILVA M A, HEGAB B, HYDE C, et al. Needle track seeding following biopsy of liver lesions in the diagnosis of hepatocellular cancer：a systematic review and meta-analysis. Gut，2008，57（11）：1592-1596.

7. ROCKEY D C, CALDWELL S H, GOODMAN Z D, et al. Liver biopsy. Hepatology，2009，49（3）：1017-1044.

8. CUI Z, WRIGHT J D, ACCORDINO M K, et al. Safety，utilization，and cost of image-guided percutaneous liver biopsy among cancer patients. Cancer Invest，2016，34（4）：189-196.

9. KUO F, CHEN W, LU S, et al. Fine needle aspiration cytodiagnosis of liver tumors. Acta Cytologica，2004，48（2）：142-148.

肝癌的影像学诊断

13. 不同影像学方法在肝癌诊断中的临床应用

医学影像学在肝癌临床诊断中占据非常重要的地位。影像学检查不但能够对肝癌进行定性诊断，更为重要的是，可对肝癌进行精确的定位诊断，临床上对决定治疗方案起着至关重要的作用，是肝癌必不可少的检查。近年来，随着影像学技术的不断发展进步，肝癌的检出率也日益提高。肝癌的影像学检查现已形成包括超声、CT、MRI、血管造影和放射性核素显像等较完整的检查体系，各种影像学检查方法各有特点，应强调综合应用、优势互补。

（1）超声检查：腹部超声检查具有操作简便、价格低廉、无创等特点，是临床上最常用的检查方法。常规超声筛查可敏感地检出肝内可疑占位性病变，准确鉴别是囊性或实质性占位病变，并观察病灶在肝内及邻近组织器官的播散与浸润，但其检查结果的准确性会受到操作者临床经验的影响，并且肝膈顶部和肋骨下的较小肿瘤（＜1 cm）容易被漏诊。彩色多普勒超声不仅可以观察病灶内血供，还可以明确病灶与肝内重要血管的毗邻关系，并可指导治疗方法及手术方案的选择。超声造影是近年来开始广泛应用的技术，可实时显示肝肿瘤的血流灌注，赋予超声类似CT/MRI的增强显像功能，可发现更小的肝癌，大大提高了超声对小肝癌的诊断率，并在评价肝肿瘤的微血管灌注和引导介入治疗方面具有优势。新型超声造影剂示卓安的应用大大增强了传统超声造影（造影剂为声诺维）的诊断效能。示卓安微泡的特点使其可被肝脏 Kupffer 细胞所摄取，造影时在延迟相后有特异的 Kupffer 相期，显影时间可持续 1～2 小时。因此，示卓安造影时肝实质内造影剂廓清非常缓慢，有利于增强廓清病灶的显示。

（2）CT：可清楚显示肝癌的大小、数目、位置、形态、扩散范围，以及与肝内管道的关系，在临床治疗方案的制定中有重要的价值。常规采用平扫＋增强扫描方式，增强后能显示肿瘤的血流灌注状态，病变和正常肝组织的密度差异清晰可辨，大大提高了肝癌的诊断准确性。肝癌典型表现为动脉期显著强化，门脉期或延迟期强化下降，呈"快进快出"强化方式。快速螺旋 CT 在一次屏气即可完成整个肝脏的扫描，可克服呼吸运动产生的伪影问题，被广泛应用于肝癌临床诊断及分期。在肝癌疗效评价方面，特别对经导管动脉栓塞化疗术（transcatheter arterial chemoembolization，TACE）后微小肝癌病灶碘油沉积的观察具有优势。

（3）MRI：MRI 由于具有无辐射，软组织分辨率高，可以多方位、多序列、多参数成像，以及形态结合功能与代谢（如弥散加权成像、体素不相干运动、灌注成像和波谱分析等）综合成像等特点，目前已成为临床肝癌检出率最高、诊断最为准确的最常用影像学技术。MRI 常规采用平扫＋增强扫描方式（常用对比剂为钆喷酸葡胺），在肝癌诊断中远远超过增强 CT，诊断准确率高达 90% 左右。近年来，肝细胞特异性对比剂的出现（尤其是 Gd-EOB-DTPA），显著提高了不典型肝癌和早期肝癌的检出率。此外，MRI 对评估各种治疗效果很有帮助，如经皮瘤内酒精注射术、射频消融术或微波固化术后，肿瘤坏死在 T_2 期显示为均匀的低信号，如果肿瘤内部信号不均匀，则常常提示治疗后坏死不完全。

（4）数字减影血管造影：是一种侵入性创伤性检查，不列入常规检查项目，多用于肝癌血管介入治疗或急性肝癌破裂出血治疗前。DSA 是介入治疗术前评估的常用方法，是判断肝脏血管形态的金标准。肝癌行 DSA 检查的主要表现是肿瘤血管增生紊乱和肿瘤染色，还可明确显示肝肿瘤数目、大小及血供情况。

（5）PET/CT 或 PET/MR：PET 属于功能影像学，可将 PET 与 CT 或 MR 融为一体，即由 CT 或 MR 提供病灶精确定位的同时，由 PET 提供病灶详尽的分子信息，如功能代谢等。近年来，氟 -18- 脱氧葡萄糖（^{18}F-FDG）PET/CT 被广泛应用于肝癌的诊断中，但研究表明其对小肝癌诊断价值有限，阳性预测值低于 40%。新型影像检查设备 PET/MR 结合了 PET 的功能代谢显像和

MR 的良好软组织对比度及多序列、多参数成像的特点，虽然在临床应用中尚处于初步阶段，但具有巨大潜力。^{18}F-FDG PET/CT 或 PET/MR 在肝癌诊断中的作用主要有以下几种情况：①了解肝癌的全身转移情况，对肿瘤进行分期；②疑为肝转移瘤时查找肿瘤的原发部位；③评价肿瘤的良恶性及恶性程度；④肿瘤治疗后的疗效评价，确定有无残留或复发。

每种影像学检查手段各有其优缺点，因此，面对众多影像学检查手段时，临床医师要从临床诊断需要出发，结合临床特征及血清学检查，选择合适的检查手段，必要时结合多种影像学手段以取长补短，使肝癌患者得到明确诊断、及早治疗。

我国《原发性肝癌诊疗规范（2019 年版）》中肝癌的诊断标准中明确表示：有乙型病毒性肝炎或丙型病毒性肝炎，或有任何原因引起肝硬化者，如发现肝内直径≤2 cm 的结节，动态增强 MRI、动态增强 CT、超声造影或肝细胞特异性对比剂 Gd-EOB-DTPA 增强 MRI 4 项检查中至少有 2 项显示动脉期病灶明显强化、门静脉期和（或）平衡期肝内病灶强化低于肝实质即"快进快出"的肝癌典型特征，则可做出肝癌的临床诊断；对于发现肝内直径＞2 cm 的结节，则上述 4 种影像学检查中只要有 1 项典型的肝癌特征，即可临床诊断为肝癌。从中体现了影像学检查对肝癌诊断的重要性，亦明确表示动态增强 MRI、动态增强 CT、超声造影及肝细胞特异性对比剂 Gd-EOB-DTPA 增强 MRI 影像学才是肝癌的标准诊断方法，PET/CT 或 PET/MR 并非是必做的影像学检查。

因此，临床上多采用超声作为肝癌的常规筛查，一经发现可疑的肝内占位性病变，必须在动态增强 MRI、动态增强 CT、超声造影和肝细胞特异性对比剂 Gd-EOB-DTPA 增强 MRI 中选择 2 个做进一步检查，其中以增强 MRI 特别是肝细胞特异性对比剂 Gd-EOB-DTPA 增强 MRI 最为准确。

（王骏成　整理）

14. 增强磁共振应作为肝癌影像学诊断的首选方法

肝癌 MRI 检查诊断，结合其他序列上相关征象进行综合判断，可提高肝癌诊断的准确率。实践与研究表明，MRI 在肝癌诊断中的准确率超过 90%，远远超过 CT。我们在肝癌手术切除与消融治疗前，都要求患者行 MRI 检查，这可大大提高肝癌临床诊断的准确率，并能发现 CT 和超声所不能发现的微小病灶，大大减少了漏诊，提高了手术切除与消融治疗的精准性和治疗效果。

MRI 的分辨率高，软组织对比度良好，不同组织有不同的信号特征，更容易发现早期肝癌病变。我国肝癌大多数是从肝炎发展转变而来，从肝炎到肝硬化的再生良性结节到不典型增生的不良结节再发展到肝癌，超声和 CT 都较难判断结节性质，但 MRI 的分辨率更高，相对更容易做出诊断。肝癌合并肝内转移十分常见，MRI 更能够发现肝内及病灶周围细小转移灶，有利于治疗方案的选择及术前手术方案的制定。

MRI 可多序列成像，显著提高肝癌的检出率。肝癌时 T_1 和 T_2 弛豫时间延长，在 T_1 加权像上多数病例肿瘤表现为较癌旁肝组织低或等信号强度，而在 T_2 加权像上显示高信号强度。肿瘤包膜存在时，T_1 加权像表现为肿瘤周围呈低信号强度，有利于病灶的诊断。MRI 能显示门静脉和肝静脉分支，肿瘤侵犯血管时，可清晰显示血管的受压推移；癌栓在 T_1 加权像呈中等信号强度，T_2 加权像呈高信号强度。结合多序列成像，MRI 对良恶性肝脏占位病变尤其对血管瘤的鉴别诊断优于 CT。

增强 CT 或 MRI 的表现依赖于病灶的血供状况，典型的表现呈"快进快出"强化类型，而肝癌癌灶血供状况不同或其在发展过程中不同阶段血供形式发生变化会影响诊断。因此，仅依据常规平扫＋增强 MRI 扫描技术对肝癌做出定性诊断仍有不足之处。近年来，形态结合功能与代谢的定量新技术层出不穷，使得肝癌检出率进一步提高。目前临床上应用广泛的是 MRI 弥散加权成像（diffusion weighted imaging，DWI）技术和肝细胞特异性对比剂。

DWI 是一种能够在活体组织内检测水分子扩散运动的无创性技术，各种原因造成细胞间隙变窄，水分子运动就会受限加重。DWI 通过表观弥散系数（apparent diffusion coeffecient，ADC）值的检测数据来成像，进而反映机体组织结构的生理和病理特征。肿瘤病灶由于肿瘤细胞异常增生，导致细胞外间隙的空间减小，位于细胞和细胞间的组织液弥散比正常细胞更加受限，其 ADC 值明显更低。在囊性病变中，水分子的运动相对自由，其 ADC 值明显高于其他实质性肿块。在肝血管瘤中，常伴有瘢痕、出血、纤维化间隔出现，且血液的黏滞度明显高于囊肿的囊液，ADC 值低于囊肿。

肝细胞特异性对比剂能够提供肝脏动态期和特异期的双重信息，病灶检出率高于传统 MRI 对比剂。目前，以 Gd-EOB-DTPA 在临床上应用较为广泛。Gd-EOB-DTPA 50% 经肝脏排泄，50% 经肾脏排泄，增加了肝脏的特异性并减轻了肾脏毒性。正常肝细胞在应用 Gd-EOB-DTPA 3 min 左右开始摄取，20 min 左右时强化效果显著（"亮"），而病灶不摄取（"暗"），肝实质与病灶的对比反差显著，病灶易于显示。研究表明，约 10% 的肝癌仅在 Gd-EOB-DTPA 特异期被检出。对于超声及常规 CT/MRI 增强的不典型肝癌，尤其是早期肝癌，进一步行 Gd-EOB-DTPA 增强 MRI 检查，有助于提高诊断的准确性。此外，对于伴有高危因素（如 AFP 进行性升高、肝硬化）的患者，即使其他影像学检查阴性，也推荐行 Gd-EOB-DTPA 增强 MRI 检查。

因此，MRI 软组织分辨率高，通过综合多序列成像特点，并结合功能与代谢综合成像特征，可显著提高肝癌的检出率，推荐将其作为首选的肝癌影像学诊断方法。

（王骏成 整理）

15. PET/CT 和 PET/MR 在肝脏肿瘤诊断中的价值

PET/CT 或 PET/MR 通过将 PET 与 CT 或 MR 有机结合在一起，由 CT 或 MR 提供病灶的精确解剖定位，PET 提供病灶详尽的功能与代谢等分子信息，同时反映病灶的病理生理变化和形态结构，达到早期发现病灶和诊断疾病的目的。

PET/CT 是目前放射性核素显像中应用最为广泛的检查，而 ^{18}F-FDG 又是 PET/CT 最常使用的示踪剂。正常肝组织与病变之间对核素摄取能力存在差异，^{18}F-FDG 引入体内后被肿瘤细胞大量摄取，由于被脱氧无法生成二磷酸己糖，不能参与下一步代谢，滞留于肿瘤细胞内。标准摄取值（standard uptake value，SUV）是 PET/CT 临床和科学研究中应用最广泛的半定量分析指标，其数值高低与细胞活性及良恶性程度有关，也和肿瘤细胞的分化程度相关。临床上常根据 SUV 值的大小来鉴别良性病变与恶性肿瘤，并提示肿瘤的恶性程度。通常将 SUV = 2.5 作为良恶性鉴别界限，SUV > 2.5 考虑为恶性肿瘤，SUV 介于 2.0 ～ 2.5 为临界范围，SUV < 2.0 可以考虑为良性病变。应该指出的是，SUV 值受到病灶大小、系统分辨率、患者本身因素和肿瘤本身因素等多因素的影响。因此，在临床工作中，应结合其他影像学表现及临床特点对病变进行鉴别诊断，把 SUV 值当作重要的参考指标而非绝对的鉴别诊断标准。

然而，^{18}F-FDG 在细胞内的积聚还取决于其在细胞内磷酸化及去磷酸化的过程。正常肝组织内含有特异的葡萄糖 -6- 磷酸酶，去磷酸化过程增强，^{18}F-FDG 在肝细胞内积聚不明显。与之相似，分化程度高的肝癌中葡萄糖 -6- 磷酸酶的活性相对较高，造成了在肝脏原发性肿瘤诊断方面的局限性。研究也表明 ^{18}F-FDG PET/CT 对肝癌的诊断价值有限，阳性预测值低于 40%，尤其是对于高分化的肝癌。^{11}C 标记的乙酸盐（^{11}C-acetate）或胆碱（^{11}C-choline）PET 显像可提高对高分化肝癌诊断的敏感度，与 ^{18}F-FDG PET/CT 显像具有互补作用。

近年来，随着临床的应用，CT 的辐射性和软组织分辨率差等局限性日益凸显。相比于 PET/CT，新型影像设备 PET/MR 具有良好的软组织对比度，能多序列、多参数成像，虽然在临床应用中尚处于初步阶段，但具有巨大潜力。研究发现，PET/MR 对肝脏阳性病灶的清晰度优于 PET/CT，对病灶的检测具有更高的灵敏度。因此，PET/MR 在上腹部肿瘤中能得到较好的图像质量、病灶清晰度和病灶特征等，在临床中的应用是可行的而且值得期待。

PET/CT 和 PET/MR 对发现肝内外转移灶敏感性和特异性高是其主要优点，也是其他常规影像学检查所不具备的。有研究报道，PET/CT 诊断肝内多发转移的敏感性高达 96.3%，通过一次检查能够全面评价肝内、淋巴结及远处器官转移情况，对肿瘤进行分期。对于可疑肝转移瘤患者，PET/CT 或 PET/MR 有助于查找肿瘤的原发部位。此外，PET/CT 和 PET/MR 检查不受解剖结构的影响，能准确显示解剖结构复杂部位或术后解剖结构发生变化后的残留或复发病灶，可应用于肿瘤治疗后的疗效评价和肿瘤的再分期。

但是，PET/CT 或 PET/MR 是以功能影像为主、结构影像为次的检查方法，并非是国内外肝癌指南所推荐的肝癌常规影像诊断方法，特别是对早期的肝癌，容易发生漏诊或者假阴性、假阳性。因此，并非所有肝癌都必须接受 PET/CT 或 PET/MR 检查，但推荐应用于以下几种情况：①了解肝外有无转移，常用于准备接受肝移植的肝癌患者，或者较为晚期肝癌，特别是肝胆管细胞癌以了解淋巴结及远处器官转移情况；②疑为肝转移瘤以查找恶性肿瘤的原发部位；③评价肿瘤的良恶性及恶性程度；④肿瘤治疗后的疗效评价，确定有无残留或复发。

（王骏成　整理）

参考文献

1. 中华人民共和国国家卫生健康委员会医政医管局 . 原发性肝癌诊疗规范（2017 年版）. 中国实用外科杂志，2017，37（7）：705-720.

2. 陈敏山，卢丽霞 . 肝癌的医学影像学诊断概况 . 中华肝脏病杂志，2003，11（9）：561.

3. 苏赞瑞，莫定彪 . 医学影像学在肝癌诊断中的应用 . 医学综述，2009，15（16）：2502-2506.

4. European Association for the Study of the Liver. EASL clinical practice

guidelines: management of hepatocellular carcinoma. J Hepatol, 2018, 69（1）: 182-236.

5. 陈佳鑫, 吴莉莉, 郑荣琴. 超声造影在肝硬化结节恶变筛查中的价值. 中华肝脏外科手术学电子杂志, 2018, 7（3）: 221-225.

6. 全紫薇, 陶蕾. 肝癌的影像学检查方法研究进展. 医学研究杂志, 2013, 42（9）: 159-162.

7. 张春雨, 付宇, 李晓东, 等. 肝癌的影像学诊断进展. 临床肝胆病杂志, 2017, 33（7）: 1266-1269.

8. 杜春梅. 肝细胞肝癌临床诊断实施 CT 与 MR 影像学检查的应用价值比较. 中国医药指南, 2017, 15（34）: 33-34.

9. 韩红, 丁红, 黄备建, 等. Sonazoid 及 SonoVue 超声造影下肝局灶性病变的灌注模式探讨及与增强 MRI 的比较研究. 肿瘤影像学, 2020, 29（6）: 559-564.

10. 吴一田, 耿建华. 正电子发射断层扫描标准摄取值及其在肿瘤诊断中的应用进展. 中国医学装备, 2017, 14（1）: 117-121.

11. 艾书跃, 吴建伟, 吕毛古, 等. ^{18}F-FDG PET/CT 显像在肝脏恶性肿瘤的初步应用. 临床肿瘤学杂志, 2007,（4）: 279-281, 284.

12. 唐勇进, 程勇, 徐浩, 等. ^{18}F-FDG PET 腹部阳性病灶 PET/CT 与 PET/MR 图像特征的对比分析. 临床放射学杂志, 2018, 37（3）: 436-440.

肝癌的血清学诊断

16. 甲胎蛋白是肝癌诊断中的双刃剑

甲胎蛋白是一种酸性糖蛋白，在血清中的半衰期为 3.5 ～ 6 天。胎儿的 AFP 主要由胎儿肝细胞和卵黄囊细胞合成，在胎儿血液中的含量较高，出生后血清中含量锐减，至出生后 2 ～ 3 个月基本被白蛋白所替代。正常成人的血液中 AFP 含量较低，主要由肝脏合成，一般为 5 ～ 10 ng/mL。一旦升高，则需要引起高度警惕。引起 AFP 升高的原因有很多，如原发性肝癌、畸胎瘤、胃肿瘤、肺癌、胰腺癌和胆管癌等。部分肝炎（15% ～ 58%）、肝硬化（11% ～ 47%）患者也可出现 AFP 升高。临床上最为常见和升高最为显著的，还是肝癌。

AFP 是目前全世界应用最广泛的肝癌诊断和监测的血清学指标，是目前最理想的肿瘤标志物，其临床价值得到了世界范围内的认可。AFP 被广泛用于肝癌的早期筛查、发现、诊断、治疗效果和复发的评价。我国《原发性肝癌诊疗规范（2019 年版）》中明确提到血清 AFP 和肝脏超声检查是早期筛查的主要手段，建议高危人群每隔 6 个月进行 1 次检查。相比于欧美肝癌诊断指南，我国规范更加重视 AFP 的价值，提出对于超声未发现肝内病灶同时伴有 AFP 升高（定义为超过正常值上限同时不伴有肝病活动）的患者，需要增加影像学检查以确认是否存在肝内病灶及其性质，或者每间隔 2 ~ 3 个月观察患者的 AFP 变化。目前临床上血清 AFP 是诊断肝癌最常用而且最重要的方法。常用的诊断阈值标准：AFP ≥ 400 μg/L，排除慢性或活动性肝炎、肝硬化、睾丸或卵巢胚胎源性肿瘤及怀孕等。临床实践中各机构的异常值限定范围可能有所不同，但是 AFP 诊断肝癌的意义是被公认的。

AFP 不仅对于肝癌的诊断有重要价值，而且其动态变化对于治疗和预后的评估也有重要意义。笔者对中山大学肿瘤防治中心的 107 例原发性肝癌患者肝切除术后血清 AFP 代谢进行了前瞻性研究，发现 AFP 的半衰期为 3.0 ~ 9.5 天。肿瘤大小、转氨酶和术前 AFP 值对 AFP 半衰期无影响。AFP 半衰期是评估原发性肝癌术后预后的有效指标，如 AFP 半衰期在 3.0 ~ 9.5 天内，意味着肝切除术是根治性的，预后较好；如果 AFP 半衰期超过 9.5 天，手术可能是姑息性切除，应给予积极辅助治疗。相关文献也证实了术后 AFP 水平与远期预后密切相关，术后 AFP 水平越高，其远期生存率越低，复发率越高。同时 AFP 还是肝癌患者治疗后随访的重要指标，AFP 在治疗后再次升高则提示肝癌复发。

虽然 AFP 检测在肝癌诊断中应用广泛且具有较高的临床价值，但也存在局限性，主要的不足是其敏感度和特异度均不令人满意。从不同的血清 AFP 界值对肝癌的诊断效能来看（表 2），AFP 的敏感度显然不能令人满意，这也成了制约其在肝癌早期筛查中应用的主要因素。主要的原因是 30% ～ 40% 的肝癌患者的 AFP 呈阴性。在早期筛查中，这部分患者往往被漏诊。

表 2　不同血清 AFP 界值对肝癌的诊断价值

AFP 界值（ng/mL）	敏感度（%）	特异度（%）	诊断比值比
20 或 25	73.6	87.4	25.027
200	56.8	97.0	53.599
400	42.2	97.7	32.820

在慢性或活动性肝炎、肝硬化、睾丸或卵巢胚胎源性肿瘤及怀孕等情况下，都会出现 AFP 水平的升高。中国是乙肝大国，绝大多数肝癌患者伴有乙型肝炎病毒的感染，其中部分患者已经进展为肝硬化。在大量的肝病背景下，应用 AFP 诊断肝癌难以避免会受到干扰，因此建议动态观察患者 AFP 变化情况，如果有持续上升趋势，建议进一步行影像学检查以排除肝癌。

联合其他肝肿瘤相关的标志物可以提高 AFP 的诊断效能，并在一定程度上反映患者的预后情况。其他原发性肝癌相关的标志物包括异常凝血酶原、高尔基体蛋白 73（GP73）、甲胎蛋白异质体等，均有相关研究表明结合两种或更多的肿瘤标志物可以进一步提高肝癌检测的敏感度，且不同组合的肿瘤标志物的升高在一定程度上提示了患者的差异性预后。

AFP 是我们筛查诊断肝癌的利器，也是目前已知最优的肿瘤标志物，我们要重视其临床价值，特别是其在早期筛查中具有的便捷、经济、相对可靠的优点。同时，我们也必须清醒地认识到其自身固有的特异度和敏感度不足的缺点。面对 AFP 阴性的患者，并不能否定肝癌的存在，我们必须保持警惕，灵活运用影像学手段加以排查，以提高肝癌早期诊断率，避免漏诊、误诊。

（朱应钦　胡丹旦　整理）

17. 血清异常凝血酶原可作为肝癌血清标志物的补充

AFP 是目前世界上应用最广泛的肝癌血清标志物，但仅 40% ～ 60% 肝癌患者呈现阳性。因此，寻找有效的、准确的肝癌血清标志物对 AFP 阴性者进行补充诊断，一直是各国临床医师的研究热点。

异常凝血酶原又称脱 - γ - 羧基凝血酶原（des-gamma carboxy-prothrombin，DCP），是近年新发现的肝癌血清标志物。异常凝血酶原与正常凝血酶原的区别在于其氨基酸特定位置上的谷氨酸残基未经羧基化。

　　肝癌组织产生 PIVKA Ⅱ 的机制主要是肝癌细胞中 γ-谷氨酰羧化酶活性受损、维生素 K 代谢异常导致凝血酶原前体在肝癌组织中的过表达。相关研究认为在肝癌患者中 PIVKA Ⅱ 的升高与维生素 K 的缺乏无关，肝癌患者在补充了维生素 K 后 PIVKA Ⅱ 的水平不会下降，相反在肝癌切除或者肿瘤治疗消退后 PIVKA Ⅱ 的水平会明显下降。这些证据表明，肝癌患者血清中 PIVKA Ⅱ 的水平升高是受到肝癌细胞的影响的。

　　目前 PIVKA Ⅱ 在日本、韩国、欧美等国家已被应用于临床。在我国，PIVKA Ⅱ 的临床价值也越来越被重视，其在肝癌的临床应用主要包括肝癌的筛查、诊断、疗效评价及监测复发。

　　PIVKA Ⅱ 可应用于肝癌的早期筛查。肝炎是肝癌的重要危险因素，在我国超过 80% 的肝癌患者同时伴有乙型病毒性肝炎。研究表明在慢性乙型肝炎相关性肝癌患者中 PIVKA Ⅱ 诊断的敏感性优于 AFP。虽然在其他消化系统肿瘤和继发性肝癌中，PIVKA Ⅱ 也会有轻度升高，但是远远低于其在原发性肝癌中的升高水平。作为肝癌早期筛查的血清标志物，根据 ROC 曲线结果，综合考虑其敏感度和特异度，PIVKA Ⅱ 检测肝癌的最佳临界值为 25.5 mAU/mL，敏感度明显优于 AFP，但劣于两者联合检测。

　　PIVKA Ⅱ 可用于肝癌的诊断。近年来的研究表明，PIVKA Ⅱ 在敏感度、特异度、诊断效率等方面优于 AFP。我们总结了中山大学肿瘤防治中心 4700 例原发性肝癌患者肿瘤标志物在初诊时的表现，发现 AFP 的敏感度为 61.8%，而 PIVKA Ⅱ 的敏感度为 79.5%。此外，PIVKA Ⅱ 在 AFP 阴性的肝癌患者中的敏感度为 66.2%，且与 AFP 的水平无相关性，因此可以作为 AFP 的很好的补充，综合提高肝癌的早期诊断率。综合考虑敏感度和特异度，PIVKA Ⅱ 以 40 mAU/mL 作为诊断肝癌的临界点得到了普遍认可。

PIVKA Ⅱ 可作为监测肝肿瘤负荷变化和疗效评估的指标。血清 PIVKA Ⅱ 水平可以反映肿瘤直径大小。对于小肝癌和治疗后复发的肝癌而言，术前高水平的 PIVKA Ⅱ（≥ 200 mAU/mL）是提示肿瘤易于复发的信号。对于进展期肝癌患者，PIVKA Ⅱ 水平是影响介入治疗后生存时间的独立影响因子。另外，PIVKA Ⅱ 水平能预测射频消融术后的复发。因此，在选择射频消融治疗时，应将 PIVKA Ⅱ 列入观察指标。相关研究表明血清 PIVKA Ⅱ 阳性的患者 5 年生存率明显低于术前血清 PIVKA Ⅱ 阴性的患者，分别为 43.9% 和 64.7%。以上结果表明 PIVKA Ⅱ 是一个可靠的肿瘤标志物，可以独立预测肝癌患者的临床预后。

综上所述，我们看到 PIVKA Ⅱ 作为一个新型的肿瘤标志物，在肝癌的早期筛查、诊断和预后的判断上均有突出的临床价值，同时其作用独立于目前临床上常用的肿瘤标志物 AFP。因此 PIVKA Ⅱ 可以作为 AFP 临床应用的重要补充，二者互相结合，互相印证，可以提高对肝癌的诊断效能。

（朱应钦　胡丹旦　整理）

参考文献

1. 贾户亮，刑戍健，叶青海，等．甲胎蛋白在原发性肝癌临床诊断中的应用．中国医学科学院学报，2008，30（4）：440-443.

2. 中华人民共和国国家卫生和计划生育委员会医政医管局．原发性肝癌诊疗规范（2017年版）．临床医学研究与实践，2017，2（21）：201.

3. 万德森，李锦清，陈敏山．原发性肝癌切除术后血清甲胎蛋白半衰期的测定及其临床意义．中华消化杂志，1995，15（4）：206-208.

4. 徐琳丽．原发性肝癌术后甲胎蛋白水平与预后的关系研究．中华全科医学，2014，12（12）：2049-2050，2065.

5. INAGAKI Y, TANG W, MAKUUCHI M, et al. Clinical and molecular insights into the hepatocellular carcinoma tumour marker des-γ-carboxy prothrombin. Liver Int, 2011, 31（1）：22-35.

6. TRUONG B X, YANO Y, VAN V T, et al. Clinical utility of protein induced by vitamin K absence in patients with chronic hepatitis B virus infection. Biomedical Reports, 2013, 1（1）：122-128.

7. 濮珏彪，王学锋，彭奕冰．血清异常凝血酶原检测在原发性肝癌临床诊断中的应用．检验医学，2014，29（3）：270-273.

8. 金超超，舒心，黎功．血清PIVKA Ⅱ在肝细胞肝癌中的应用进展．肝癌电子杂志，2014，1（3）：46-51.

9. HATANAKA T, KAKIZAKI S, UENO T, et al. Transarterial infusion chemotherapy using fine-powder cisplatin in patients with advanced hepatocellular carcinoma. Gan To Kagaku Ryoho, 2014, 41（2）：205-209.

10. SUH S W, LEE K W, LEE J M, et al. Prediction of aggressiveness in early-stage hepatocellular carcinoma for selection of surgical resection. J Hepatol, 2014, 60（6）：1219-1224.

肝癌的多学科团队建设

18. 多学科诊疗是肿瘤治疗进步的必然趋势

18.1 多学科诊疗是国际肿瘤治疗管理的常规

多学科诊疗是指通过多个不同的临床医学学科协同配合，对癌症患者进行联合诊断和治疗，从而达到综合治疗的目的，即"根据癌症患者的身心状况及肿瘤的具体部位、病理类型、侵犯范围（病期）和发展趋向，结合细胞分子生物学的改变，有计划地、合理地应用现有的多学科各种有效治疗手段，以最适当的经济费用取得最好的治疗效果，同时最大限度地改善患者的生存质量"。从中我们可以看到，MDT 是对肿瘤患者实施"综合治疗"的根本保证，其目标有 3 个：①最好的治疗效果；②改善生存质量；③最适当的经济费用。

目前癌症的主要治疗方法有多种，而最主要的是手术切除、放射治疗和药物治疗。手术治疗肿瘤的历史最长，最早于 1809 年

Ephraim McDowell 医师首次行手术切除卵巢肿瘤，使此女性患者生存了 39 年。而 1890 年 Halsted 设计的乳腺癌根治术，成为癌症根治性切除的基本原则。然而手术切除属于局部治疗，只有在癌症尚局限于原发部位及区域性淋巴结时才有效。对于局部广泛浸润和远处转移，以及微小或亚临床的转移病灶，手术是无能为力的。同样，常用的癌症放射治疗也是局部治疗方法。近年来放射设备的改进和对放射物理特性的了解，加上放射生物学、肿瘤学及其他学科发展的促进，使放射肿瘤学得到飞速发展，其对不少早期癌症，如鼻咽癌、宫颈癌等有较好疗效。但放射治疗作为局部治疗，难以治疗多发的病灶。化学治疗（化疗）是最早被应用于癌症治疗的全身性药物治疗（也称"系统性治疗"）方法，有不少癌症如霍奇金淋巴瘤、中高度恶性非霍奇金淋巴瘤、睾丸癌等，通过化疗而获得治愈；以手术治疗为主的乳腺癌、骨肉瘤、软组织肉瘤和大肠癌等，也通过术后辅助化疗而达到治愈。然而不少癌症仍对化疗不敏感，或肿瘤抗药性的产生而导致治疗失败。靶向药物治疗是近 20 年发展较快的药物治疗方法，已经成为继化疗后，恶性肿瘤最主要的药物治疗方法，其中免疫靶点药物取得了令人瞩目的疗效。其他的治疗方法还有血管介入治疗、局部消融治疗、生物治疗等，这些不同的治疗方法归属于不同的临床学科。

由于肿瘤治疗方法众多，常常需要在不同方法中取舍，这就需要各个学科的医师一起来商量、讨论、权衡不同治疗方法的优劣，为患者选择"以最适当的经济费用取得最好的治疗效果，同时最大限度地改善患者的生存质量"的治疗方案。此外，单一肿瘤治疗方法的效果常常不令人满意，需要联合其他治疗方法，以取得更好的疗效，此时多个不同学科医师的配合至关重要。

现代肿瘤治疗方法更加需要影像学的指导，以达到精准治疗，这需要影像医师密切配合来明确肿瘤的性质、大小、数目、部位等。而根据癌症不同病理类型和分子靶点，其药物治疗又完全不同，病理学及分子病理学也成为制定肿瘤治疗方案的重要依据。因此，在肿瘤治疗多学科团队中，影像科医师与病理科医师是必不可少的。此外，康复、心理、护理、造口等专业人员也常常是多学科团队的成员。

综上所述，通过多学科团队的建立，对患者进行 MDT 才能保证达到"以最适当的经济费用取得最好的治疗效果，同时最大限度地改善患者的生存质量"的目的。因此，MDT 在肿瘤中的作用已被国内外肿瘤学界多数学者所认同，单一手段治疗恶性肿瘤的时代已经过去。事实上，MDT 理念源自美国和英国，在欧美国家已经得到普及，其已成为肿瘤治疗的国际趋势和常规。英国将 MDT 作为肿瘤治疗中的强制标准来推行，在其他欧美国家，MDT 模式已成为医院肿瘤治疗体系的重要组成部分，可为肿瘤患者提供最佳的个体化诊疗方案及高质量的医疗服务。国际部分肝病协会、医疗机构如意大利肝脏研究协会等，已发表多学科肝癌管理共识、意见或方案。这些共识或方案根据循证医学证据和专家讨论制定，在临床实践中指导治疗，实现肝癌综合管理的规范化与个体化。在我国肿瘤 MDT 亦已经成为共识和发展方向，在各大肿瘤医院已经成为医疗常规，在综合医院也逐步开展。

18.2 多学科模式有利于肿瘤患者的治疗

在肿瘤 MDT 制度下，多学科会诊最常用于患者治疗方案的制定和实施。在多学科会诊中，会集中肿瘤患者所涉及的外科、肿瘤内科、放疗科、影像介入科、影像诊断科和病理科等多个学科的专家，对患者的具体情况进行充分讨论，最终制定出科学、合理、规范的个性化综合诊治方案，目的是为肿瘤治疗争取最佳治疗时机、最大限度地减少肿瘤误诊、误治，最终达到提高肿瘤治疗效果的目的。此外，多个学科一起会诊，亦使需要多个学科会诊的患者，免于多次往返于不同学科医师之间，使患者获得最佳诊疗效果的同时，还能有效避免医疗资源浪费，使社会和患者获益最大化。

国外 MDT 经验表明，MDT 模式可显著延长患者的生存时间，使更多患者获得早诊、早治的机会。旧金山退伍军人事务医疗中心（San Francisco Veterans Affairs Medical Center）报道在建立肝癌 MDT 后，进行外科治疗的患者是 MDT 建立之前的 2 倍，更多的患者在肝癌更早的阶段被诊断和治疗，患者生存时间与随访时间也显著延长。

18.3 MDT 有利于提高医疗机构的整体治疗水平

MDT 在临床实践中，通过各个专业医师的交流与讨论，判断哪种手段更适合作为患者首次治疗方法，以及后续的治疗是选择单一治疗手段或多个治疗手段的联合治疗。在治疗过程中，严密观察治疗反应和疾病进展，及时调整治疗方案。团队成员定期进行经验和信息的交流，持续跟踪肝癌相关循证指南或文献，制定并不断完善规范化和个体化诊疗方案。MDT 模式建立会诊和病例讨论制度，也有利于团队成员拓展专业知识，获得宝贵的临床经验。MDT 模式还可通过 MDT 学术会议使多学科专家展开深入交流与紧密合作，实现肿瘤诊疗理论、技术和经验的全面融合，以建立完善的统一医疗管理及综合医疗服务体系，提高医疗机构的整体治疗水平。

（郭荣平　整理）

19. 肝癌需要 MDT 管理模式和多学科联合治疗

肝癌是一种远较其他恶性肿瘤更复杂的癌症，其预后影响因素多，分期较难，治疗方法众多，单一治疗方法疗效欠佳。因此需要多个学科的协助，进行多种方法联合治疗，来进一步提高疗效。原因如下。

（1）肝癌病情复杂，影响预后的关键因素众多，目前国际上存在多个肝癌临床分期，至今仍然没有一个公认可行的肝癌临床分期，给肝癌临床研究和临床治疗带来了极大的困难。

（2）肝切除术是目前疗效最好的治疗方法，但肝癌的手术治疗效果难以令人满意，尽管近20年肝脏外科技术有了很大的提高，但肝癌切除术后的5年生存率一直在40%～60%徘徊，小肝癌根治性切除术后的5年复发率仍高达43.5%，因此，外科切除术极其需要联合其他不同学科的治疗手段，来降低复发率、提高生存率。

（3）近20年来，以射频消融为代表的非切除性治疗手段快速发展，非切除性手术（包括消融治疗、血管介入治疗等）治疗肝癌的疗效接近甚至在某些病例中等同于手术切除，以前只能采取手术切除的部分肝癌患者现在可以选择非手术切除的方式进行治疗，且患者的生存期和生存质量得到保证和提高。临床上这部分病例需要在手术切除和非切除手术治疗之间进行权衡和评估，这就需要进行多个学科联合会诊为患者制定合理可行的治疗方案。

（4）即使是早期肝癌，亦是全身性疾病的局部表现；中晚期肝癌更是涉及整个肝脏和全身机体的病变，需要兼顾肝脏功能的保护和全身性药物治疗，包括抗病毒、抗感染、护肝、化疗、靶向药物治疗、免疫生物治疗等，因此，肝癌患者的治疗绝对不是一个学科能够解决的。

以上种种问题表明，肝癌的治疗极其复杂，与其他常见恶性肿瘤相比，肝癌治疗存在更多的困难亟待解决。大多数肝癌患者多由乙型肝炎病毒所致，常常合并不同程度的肝炎肝硬化，是"一人三病"，这迫使医师在治疗肝癌过程中既要考虑如何杀灭肿瘤，也要关注肝功能的保护和抗病毒治疗。此外，影响肝癌预后的因素众多及治疗手段的多样化，更使得肝癌的临床分期和治疗指南难以合理系统地制定和施行。在这种状况下，充分考虑个体因素的肝癌多学科治疗非常重要。而肝癌 MDT 的建立与管理模式的推行，既是肿瘤治疗的国际发展趋势，更是有效实行肝癌规范化治疗和多学科联合治疗的重要保证。

肝癌综合治疗方面的临床研究在近 20 年来已取得了较大的进展，但肝癌总体 5 年生存率仍仅为 12% ～ 14%。肝癌现有的治疗方法包括外科手术、血管性介入、局部消融治疗（射频、微波、冷冻等）、生物治疗、靶向药物治疗、化疗、放射治疗、中医中药治疗等。单一手段的疗效已经进入平台期，如肝癌以手术切除疗效最好，但术后的高复发率必须联合其他手段才能进一步降低。介入治疗手段已被普遍应用于中晚期肝癌的治疗，近期疗效较好，但单一的手段难以使肿瘤完全坏死，以及存在侧支供血和肝功能损害等问题，远期疗效不尽人意。

肝癌治疗尚缺乏统一的临床分期与指南，治疗方法众多，能够收治肝癌患者的临床科室有肝胆外科、普外科、移植科、放射科（影像科）、介入科、超声科、肿瘤（内、外）科、肝病内科、消化内科、传染科、放疗科、生物治疗科、中医科等。由于我国现有医疗体制的局限性，不同科室之间难以进行良好的沟通合作，各学科之间对彼此技术的更新发展缺乏深入了解，不同治疗方法的适应证存在交叉重叠，以及经济利益驱使等原因，造成部分肝癌患者长期在单一专科反复接受单一手段的治疗，难以得到合理的联合治疗，也不利于多学科交叉研究的开展。

因此，肝癌治疗的实施迫切需要建立在多学科综合治疗模式上。该模式必须以外科为主导，联合肝癌诊断与治疗相关的不同学科，建立肝癌 MDT，联合对肝癌患者的诊断、治疗进行多学科会诊，以高级别的循证医学作为依据，为相关患者制定出合理的联合治疗方案，达到肿瘤综合治疗目的。同时，肝癌 MDT 的建立，有利于推动地区行业规范的制定和推广，进一步提高肝癌患者的疗效，在保证疗效的同时注重治疗手段的安全性和微创性，保证生存质量，并避免过度治疗造成的资源浪费。

（郭荣平　整理）

20. 肝癌 MDT 的作用和实施

肝癌 MDT 的作用就是保证肝癌的多学科综合治疗能够顺利实施。从目前的治疗效果看，外科手术、血管介入治疗、消融治疗、药物治疗是肝癌治疗的四大主要治疗手段，放射治疗、生物治疗、中医中药属于可采取的辅助方法。因此，所谓的肝癌 MDT 的作用，实质上就是如何合理有计划地组合和应用 MDT 手段，以取得最好的治疗效果，同时最大限度地改善患者的生存质量，从而达到综合治疗的目的。

肝癌 MDT 存在以下责任和义务。

（1）实现肝癌多个学科联合的综合治疗，避免单一学科治疗的局限性。

（2）提供多学科一站式的医疗服务，让患者同时得到多个学科专家的联合会诊，制定科学、合理的个体化治疗方案。

（3）通过合理多学科综合治疗降低费用，实现"以患者为中心"，提高肝癌治愈率，延长患者生存期，改善生存质量。

（4）促进不同学科交流，有利于提高各个学科的诊治水平，并以 MDT 为平台开展高质量的临床研究。

（5）由 MDT 共同商讨制定肝癌的治疗原则，并定期修订更新为合理、客观并且操作性较强的临床指南。

（6）建立区域性的肝癌诊疗中心和人才培养基地，推广肿瘤 MDT 模式。

肝癌 MDT 所面对的服务对象应该是需要多学科会诊和多学科治疗的肝癌患者。显然，并非每一位患者均需要接受多学科会诊和讨论。一般来说，诊断明确、治疗适应证明确、治疗效果好的病例不需要多学科会诊，如肝内孤立性病灶、肿瘤包膜清楚可行手术切除；肿瘤直径＜ 3 cm，位于肝实质内可行射频微波消融治疗等。

必须进行多学科会诊的应该是单一治疗效果不满意、需要进行其他方法联合治疗的肝癌病例，如以下但不限于以下的情况。

（1）预计可手术切除，但肿瘤多发（多于 2 个）、门静脉癌栓、余肝不足，或者预计不能达到根治性切除标准的病例。

（2）肝癌手术切除或者肝脏移植后复发的病例。

（3）首次行 TACE 治疗后疗效不佳（肿瘤继续增大、碘油沉积不理想、血管变异、肿瘤乏血管型等）的病例。

（4）TACE/ 肝动脉灌注化疗（hepatic artery infusion chemotherapy, HAIC）等综合治疗后预计可行手术切除的病例。

（5）TACE/HAIC 等治疗后仍有控制不理想的病灶，包括脉管癌栓和远处转移病灶。

（6）小肝癌经两次射频 / 微波消融仍残留部分活性肿瘤，消融治疗后出现局部复发、肝内复发和转移。

（7）药物治疗效果不佳，肿瘤仍然继续增大，或者肝内病灶未能完全控制。

总之，肝癌 MDT 最终目的是延长患者的无瘤生存期和总生存期，并提高患者的生存质量。具体应根据患者的临床分期、病理类型、体能状态等，做到局部治疗与全身治疗并重、生存率与生存质量并重、成本与效果并重、方案个体化，以保证患者的利益最大化。

（郭荣平　整理）

21. 肝癌 MDT 建立的方式

根据国内外 MDT 设立的模式和我国肝癌临床治疗的现状，目前我国肝癌 MDT 有两种模式可供参考，一是联邦制模式，将集中各种肝癌主要治疗手段于同一科室或者同一中心的集中型结构；二是邦联制模式，即肝癌的各种治疗方式归属于相应的不同学科，通过建立 MDT 制度，成立 MDT 的分散型结构。

（1）联邦制模式：适用于肿瘤专科医院或具备相应条件及一定 MDT 基础的医院，建立以病种为主线的综合型肝胆肿瘤治疗科室，同时配备外科、介入、消融、肿瘤科（含放射治疗、化疗）专业的医师，或由多名经培训后同时具备外科、放射或介入技术等上岗证的医师组成。多学科病例讨论是该类团队的常态工作模式，可以参与会诊及讨论的患者例数较多。联邦制模式有利于患者联合、序贯治疗方案的制定及跟进，也可较好保证患者的依从性，便于总结及临床研究的开展。但该模式的建立需要配备相应的人员、场地、设施等，需要医院在体制上的大力支持。

（2）邦联制模式：适用于综合性医院或 MDT 模式组建初期的医院，一般由肝胆外科医师或单病种首席专家担任召集人，同时邀请介入、消融、肿瘤学、影像学、病理学等相关专业的专家组成相对稳定的 MDT，定期召开多学科会诊及病例讨论，对各个学科所收集的较为复杂、疑难的病例进行集中分析讨论，形成初步诊疗建议，然后由首诊医生负责联系相关科室，协调安排患者的后续治疗。优点是组建容易，缺点是组织相对分散，可直接参加多学科会诊的患者例数有限，且患者管理及依从性较难保证。

国内外大多数肿瘤 MDT 模式均是采取"邦联制模式"，也就是肿瘤的多学科会诊制度。在我国肝癌 MDT 的运行情况远远不如肺癌、大肠癌等其他恶性肿瘤，原因可能是肝癌治疗涉及的学科较多，各种方法的治疗适应证相互重叠、疗效相近等。根据我国医疗现状的特殊性，有些医院采用以外科为基础，联合肝癌的介入、消融和药物等治疗方法，建立多学科的治疗手段于同一科室（或中心）的"联邦制模式"肝癌多学科治疗中心，可有效地对不同治疗手段进行合理选择和实施肝癌多种方法的联合治疗，较为适合我国的国情。

MDT 由各医院医疗行政主管部门和指定的 MDT 负责人共同管理。MDT 的运行及管理都应遵从"三要三不要"原则。三要：要以患者为中心；要以疗效为目的；要以循证医学为依据。三不要：不要以自己的一技之长决定患者的治疗方案；不要过多的单一治疗；不要因经济利益来决定治疗方案。

在共同遵守以上原则的前提下，MDT 的日常工作可通过以下多种方式来实施。

（1）多学科会诊：是最为常用的、有效的 MDT 运行方式，要点是需要相对固定的各学科专家，由专人收集病例，组织定期会诊，但可执行的病例数有限。

（2）共同查房：涉及肝癌治疗的各个科室专家相互参与对方学科的查房，针对典型病例进行讨论，提出具体化建议和必要的转诊、联合治疗方案，增加患者依从性。

（3）病例讨论：包括病例回顾分析，有利于不同学科间交流及总结经验。

（4）学术会议与研讨：通过学术交流与专家讨论，共同制定规范与共识，如《原发性肝癌单病种诊疗规范》等。

（5）开展科研课题合作、人员交流与培训，如深入开展多中心临床研究。

MDT 的运行制度应由医院层面确立，肿瘤的多学科团队管理制度应成为医院的常规医疗管理制度之一，由医疗行政管理部门负责监督，强制执行。MDT 运行中的质量管理由医院的医疗行政管理部门组织，MDT 成员负责实施。

中山大学附属肿瘤医院的经验是由医务质控科每季度组织各种肿瘤的"单病种检查"，以归档病历回顾性抽样检查和运行病历抽样检查形式相结合，由 MDT 成员轮流参与病历检查及各学科间的交叉检查，对患者诊疗过程是否符合该病种的规范进行核查，发现病例诊疗过程中存在的错误或值得商榷之处，书面提醒相关科室及主管教授，如属于明显违反诊疗规范、指南的行为则由医院给予相应处罚（如适当扣发医疗质量奖金等）。在医务质控科发出书面提醒后，如果相关科室及主管教授对检查意见有异议可提出申辩，由单病种首席专家（MDT 负责人）负责解释。

肿瘤多学科团队运行制度的建立是有效实行肿瘤多学科治疗的制度保证。

（郭荣平　整理）

参考文献

1. JEMAL A, BRAY F, CENTER M M, et al. Global cancer statistics. CA Cancer J Clin, 2011, 61（2）: 69-90.

2. CHEN W, ZHENG R, BAADE P D, et al. Cancer statistics in China, 2015. CA Cancer J Clin, 2016, 66（2）: 115-132.

3. ZHOU J, SUN H, WANG Z, et al. Guidelines for the Diagnosis and Treatment of Hepatocellular Carcinoma（2019 Edition）. Liver Cancer, 2020, 9（6）: 682-720.

4. European Association for the Study of the Liver, European Organisation for Research and Treatment of Cancer. EASL-EORTC clinical practice guidelines: management of hepatocellular carcinoma. J Hepatol, 2012, 56（4）: 908-943.

5. BRUIX J, SHERMAN M. Management of hepatocellular carcinoma. Hepatology, 2005, 42（5）: 1208-1236.

6. 中国抗癌协会肝癌专业委员会, 中国抗癌协会临床肿瘤学协作委员会, 中华医学会肝病学分会肝癌学组. 肝癌局部消融治疗规范的专家共识. 中华肝脏病杂志, 2011, 19（4）: 257-259.

7. CHEN M S, LI J Q, ZHENG Y, et al. A prospective randomized trial

comparing percutaneous local ablative therapy and partial hepatectomy for small hepatocellular carcinoma. Annals of Surgery, 2006, 243（3）: 321-328.

8. PENG Z W, ZHANG Y J, CHEN M S, et al. Radiofrequency ablation with or without transcatheter arterial chemoembolization in the treatment of hepatocellular carcinoma: a prospective randomized trial. Journal of Clinical Oncology, 2013, 31（4）: 426-432.

9. LLOVET J M, RICCI S, MAZZAFERRO V, et al. SHARP Investigators Study Group. Sorafenib in advanced hepatocellular carcinoma. N Engl J Med, 2008, 359（4）: 378-390.

10. SHERMAN M, BURAK K, MAROUN J, et al. Multidisciplinary Canadian consensus recommendations for the management and treatment of hepatocellular carcinoma.Curr Oncol, 2011, 18（5）: 228-240.

11. GISH R G, LENCIONI R, DI BISCEGLIE A M, et al. Role of the multidisciplinary team in the diagnosis and treatment of hepatocellular carcinoma. Expert Rev Gastroenterol Hepatol, 2012, 6（2）: 173-185.

12. MARRERO J A. Multidisciplinary management of hepatocellular carcinoma: where are we today? Semin Liver Dis, 2013, 33（Suppl 1）: S3-S10.

13. COHEN G S, BLACK M. Multidisciplinary management of hepatocellular carcinoma: a model for therapy. J Multidiscip Healthc, 2013, 6: 189-195.

14. BARONE C, KOEBERLE D, METSELAAR H, et al. Multidisciplinary approach for HCC patients: hepatology for the oncologists. Ann Oncol, 2013, 24（Suppl 2）: ii15-ii23.

15. BURAK K W，KNETEMAN N M. An evidence-based multidisciplinary approach to the management of hepatocellular carcinoma（HCC）：the Alberta HCC algorithm. Can J Gastroenterol，2010，24（11）：643-650.

16. PARK H C，SEONG J，TANAKA M，et al. Multidisciplinary management of nonresectable hepatocellular carcinoma. Oncology，2011，81（Suppl 1）：134-140.

17. CHANG T T，SAWHNEY R，MONTO A，et al. Implementation of a multidisciplinary treatment team for hepatocellular cancer at a Veterans Affairs Medical Center improves survival. HPB（Oxford），2008，10（6）：405-411.

中国医学临床百家

肝癌的多学科诊疗原则

22. 肝癌多学科联合（综合）治疗方案的原则

近年来，肝癌各种治疗手段迅猛发展，各种治疗方法如手术切除、局部消融治疗、血管介入治疗经过多年积累、技术的不断改进，疗效已经得到保证。然而每种治疗手段的治疗效果达到一定的高度后，将会不可避免地遇到疗效的"天花板"，单一的治疗方法难以进一步提高肝癌的生存率，即使是远期疗效最好的单一手术切除，目前亦面临难以克服的术后复发问题，制约着肝癌切除术后生存率的提高，临床疗效方面到达了瓶颈阶段。因此，多个学科治疗手段的联合势在必行。肝癌的联合治疗是指由以往单一的治疗方法转变为多个学科、多种治疗方法的联合治疗，期望通过联合不同机制及针对不同部位的治疗方式，达到互相增强、互相补充的治疗作用，以弥补单一治疗的不足，这是综合治疗的重要组成部分。

临床实践证明肝癌需要多种方法联合治疗才能进一步提高临

床治疗效果，2022 年我国卫生健康委颁布的肝癌诊疗指南及国外多个组织 [美国肝病学会（AASLD）、EASL、NCCN 等] 的肝癌治疗指南都提出了肝癌联合治疗的建议，但均没有对联合治疗方法提出具体的方案。因此，执行规范和系统的联合治疗尚缺乏一个有效的临床指引。

肝癌的发生发展均经历从早期的局部病变到中期发生肝内播散然后晚期转移至全身其他器官的过程。按照其发展过程，肝癌的病变范围可以分为局部病变、全肝（区域）病变和全身病变。相应地，我国卫生健康委颁布的《原发性肝癌诊疗指南（2022 年版）》根据肿瘤情况制定了中国肝癌分期方案（China liver cancer staging，CNLC）：CNLC Ⅰ a 期和 CNLC Ⅰ b 期均是指单个肿瘤的局部病变；CNLC Ⅱ a 期和 CNLC Ⅱ b 期是肝内多个病灶，属于全肝病变；CNLC Ⅲ a 期和 CNLC Ⅲ b 期则已有血管癌栓和（或）肝外转移，属于全身病变，见图 5。

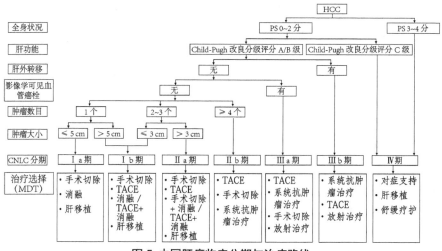

图 5 中国肝癌临床分期与治疗路线

　　我们根据不同治疗方法的作用部位将肝癌的治疗方法进行分类，包括局部治疗、全肝治疗和全身治疗（表3）。

　　（1）局部治疗方法：肝切除术、消融治疗（包括射频、微波、激光、冷冻、瘤内无水乙醇注射）、放射治疗（包括外照射和粒子植入）、高强度超声聚焦。

　　（2）针对整个肝脏的治疗方法有肝脏移植和TACE（选择置管时TACE亦可被视为局部治疗）。

　　（3）针对全身的治疗方法有化疗、靶向药物治疗、免疫生物治疗和中医药治疗。

　　另外，我国大多数肝细胞癌伴有HBV体内复制、不同程度的肝硬化及免疫功能低下等，因此在肝癌治疗的整个过程中，需要注意肝脏功能的保护，同时进行必要的抗病毒、抗炎、护肝和增强机体免疫的治疗。

表3　肝癌治疗方法分类

临床分期	CNLC Ⅰa、Ⅰb期 BCLC A期	CNLC Ⅱa、Ⅱb期 BCLC B期	CNLC Ⅲa、Ⅲb期 BCLC C期
病变范围	局部	全肝	全身
对应治疗手段	手术切除、局部消融、放射治疗	TACE、HAIC	靶向药物、化疗
联合治疗策略	局部＋局部；局部＋全肝	全肝＋局部；全肝＋全身	全身＋局部；全身＋全肝；全身＋局部＋全肝
辅助治疗方法	抗病毒、抗炎、护肝、增强机体免疫的治疗、中医药		

注：BCLC：巴塞罗那肝癌分期。

显然，不同临床分期肝癌的涉及范围有所不同，其对应治疗手段及联合治疗策略亦有所不同。

22.1 早期肝癌

多指 CNLC Ⅰa、CNLC Ⅰb 期或者 BCLC A 期，或者肝内单个病灶、无癌栓及远处转移、肝功能 Child-Pugh 改良分级评分为 A 级的肝癌，其治疗目的在于迅速有效地祛除或完全杀灭局部肿瘤细胞，达到肿瘤根治性治疗，这是早期肝癌综合治疗中最关键的首要步骤。肝癌外科切除是最早应用、远期疗效最好的肝癌根治性治疗标准，应该优先采用。近年，各类肿瘤局部消融治疗和新型的放射治疗方法 [如立体定向体部放射治疗（stereotactic body radiation therapy，SBRT）] 能够对早期小肝癌进行完全灭活，效果接近外科手术治疗。但是手术切除对残肝内的及局部消融对肿瘤周边内潜在的浸润及转移灶往往难以奏效，这些潜在的微转移灶是治疗后复发的主要原因。因此联合治疗策略则更多地把着眼点放在肝脏原位肿瘤治疗后局部转移扩散的治疗上，主要是针对肝癌周边可能潜在的浸润及转移灶进行治疗。在这种情况下，包括手术切除和局部消融等局部治疗手段常常与 TACE 或 HAIC 相结合，以期达到局部与全肝治疗相结合的联合治疗目的。目前在临床应用较多或经循证医学证实的联合治疗方法有射频联合瘤内无水乙醇注射术、手术切除后的 TACE/HAIC 辅助治疗、射频联合 TACE 等。

肝移植完全切除了带有肝癌和（或）伴有肝硬化的病肝，适用于早期肝癌并伴有严重肝硬化的患者。由于供肝短缺，在患者等待供肝过程中，可以选择先采用射频、TACE 甚至肝肿瘤切除等方式进行治疗，待有供肝后再行肝移植。

22.2 中期肝癌

多指 CNLC Ⅱa、CNLC Ⅱb 期或者 BCLC B 期的肝癌，此时肿瘤仍然局限于肝脏区域内，尚未出现远处转移，属于局部晚期。其治疗目的在于力争有效地祛除或杀灭肝脏内局部肿瘤细胞，控制肿瘤细胞的生长和转移，达到延长生存期、提高生存质量的目的。联合治疗策略既要有效地祛除或杀灭肝内的肿瘤细胞，同时亦需注意治疗后肝内复发和肿瘤远处转移。此部分肝癌病情最为复杂，疗效差异较大，治疗方法众多，争议最多，最需要接受多种手段的联合治疗。目前，临床应用较多或经循证医学证实的联合治疗方法有 HAIC/TACE、药物联合的转化治疗、TACE 联合消融治疗、切除术后的 TACE 或 HAIC 辅助治疗、TACE 联合放射治疗、姑息切除联合药物治疗、TACE 联合药物治疗等。

22.3 晚期肝癌

多指已经出现门静脉癌栓或者有肝外远处转移的肝癌，临床分期通常是 CNLC Ⅲa、CNLC Ⅲb 期或者 BCLC C 期，其治疗目的仍然是力争有效地祛除或杀灭肝内和转移的局部肿瘤，控制肿瘤细胞的生长和转移，达到延长生存期、提高生存质量的目的。对于晚期肝癌患者，联合治疗策略应该在有效地祛除或局部杀灭肝内和转移肿瘤细胞的同时联合有效的全身性药物治疗。对于晚期肝癌，药物治疗是必不可少的，往往是决定治疗效果的重要因素。目前在临床应用较多或经循证医学证实的联合治疗方法有姑息切除后联合药物治疗、TACE 联合药物和特殊位置病灶的放射治疗等。

由于我国大多数肝细胞癌伴有乙型或丙型肝炎病毒感染，使肝癌患者均合并不同程度的肝炎、肝硬化。肝感染、肝硬化的存在和发展，制约了对肝癌患者的抗肿瘤治疗，同时亦是肝癌患者主要的致死原因之一。因此，在肝癌治疗的整个过程中，特别强调肝功能的保护，需要全程进行必要的抗病毒、抗感染和护肝治疗。对于 Child-Pugh C 期和部分 Child-Pugh B 期（Child-Pugh 改良分级评分为 8～9 分）患者，肝功能衰竭是其最主要的死亡原因，不推荐进行任何会损害肝功能的抗癌治疗，可进行抗病毒、抗感染和护肝治疗；对于尚属肿瘤早期、符合肝移植标准者，应推荐行肝移植。

（陈敏山）

23. 手术、血管性介入、消融治疗、药物治疗是目前肝癌治疗的四大主要手段

肝癌现有的治疗方法包括外科手术、血管性介入、消融治疗

（射频、微波、冷冻等）、靶向药物治疗、免疫治疗、生物治疗、化疗、放射治疗、中医中药治疗等。由于超过 90% 的中国肝癌患者有肝炎、肝硬化的背景，以及肝癌具有极易出现肝内外转移的特性，肝癌手术后有很高的复发率，这些多因素的制约使肝癌的治疗高度复杂化，单一的治疗手段均难以获得满意的疗效。尽管如此，国内外众多指南均认为手术、血管性介入、消融治疗、药物治疗（包括化疗、靶向药物和免疫治疗）是目前肝癌治疗的四大主要手段。

23.1 手术是肝癌最主要的根治性治疗手段

手术（包括肝切除术和肝移植）仍是肝癌首选的治疗方法。肝切除术是肝癌最主要的根治性治疗手段，多项大型回顾性研究及 Meta 分析显示，行肝切除术后肝癌患者的 5 年生存率可达 40%；对于肝功能较好及早期肝癌患者，肝切除术的 5 年生存率可达 60%。然而，由于肝癌恶性程度高，极易出现肝内复发和肝外转移，术后复发率高达 70%，甚至 100%；即使是单个直径 ≤ 5 cm 的小肝癌根治性切除术后 5 年复发率仍高达 43.5%。

肝移植也是早期肝癌的一种根治性治疗手段。目前国际上主要采用米兰标准，具体为单个肿瘤直径不超过 5 cm，多发肿瘤数目 ≤ 3 个且最大直径 ≤ 3 cm，无血管及淋巴结的侵犯。Mazzaferro 等的研究显示，满足米兰标准的患者行肝移植治疗，5 年总生存率为 75%，5 年无复发生存率为 83%。尽管目前存在多种标准可供选择，但如何平衡患者生存获益和肝脏供需之间的矛盾等，需要进行综合评估。供体紧缺是限制肝移植广泛应用的最主要因素。另外，肝移植术后的复发转移问题也不容小觑，肝移植术后仍有 29% 的复发率。

23.2 血管性介入是中晚期肝癌的主要治疗手段

经典的血管性介入主要是指 TACE，其能有效阻断肝癌的动脉供血，同时持续释放高浓度的化疗药物打击肿瘤，使其缺血坏死并缩小，而对正常肝组织影响较小。对于不可切除的进展期肝癌（BCLC B 期或 BCLC C 期、TNM 分期为Ⅲ A 或Ⅲ B 期）患者，TACE 治疗是首选的治疗手段，其局部缓解率为 15% ～ 55%，并可明显延缓肿瘤进展及血管侵犯的发生。2002 年的两项临床随机对照研究结果首次证实了对于不可切除的肝癌，TACE 可明显延长患者生存时间。随后的两项荟萃分析进一步证实了 TACE 治疗可延长进展期（BCLC B 期）患者的生存（中位生存时间为 20 个月），并成为此类患者的标准治疗。

TACE 还是复发性肝癌的主要治疗手段之一。由于复发性肝癌多为多发病灶，特别是对于首次切除 1 年内发生的复发，在肿瘤转移病灶发现的同时，大部分隐藏了影像学检查无法探及的潜在微小转移灶，这类复发性肝癌手术或局部消融难以获得较好的疗效。而 TACE 作为一种全肝治疗方法对于此类患者有明显优势，可以达到良好的效果。文献报道，复发性肝癌经 TACE 治疗后，1 年生存率为 64% ～ 88%，2 年为 24% ～ 57%，3 年为 5% ～ 45%。而肿瘤复发间隔时间是影响预后的主要因素之一。

　　影响 TACE 远期疗效的主要因素包括肝硬化程度、肝功能状态和肿瘤情况（大小、分级、病理类型、门静脉癌栓及动静脉瘘等）。此外，TACE 治疗本身有一定局限性，主要表现在：①由于栓塞不彻底和肿瘤侧支血管建立等，TACE 常难以使肿瘤达到病理上完全坏死；② TACE 治疗后由于肿瘤组织缺血和缺氧，残存肿瘤的缺氧诱导因子水平升高，从而使血管内皮生长因子（vascular endothelial growth factor，VEGF）高表达，这些因素可导致肝内肿瘤复发和远处转移。因此 TACE 仅为肝癌的姑息性治疗手段，多需要联合其他治疗手段。

　　近年来 HAIC 受到越来越多的重视，逐渐成为国内中晚期肝癌的另一种治疗选择。相对于传统的 TACE，HAIC 具有以下优势：①转化率更高。虽然尚存争议，但是近年来的研究结果均显示 HAIC 的手术转化率明显优于 TACE。②不良反应发生率低。由于 HAIC 不用任何栓塞剂，杜绝了栓塞综合征及异位栓塞等不良事件的发生，具有更好的安全性，减少了栓塞所致的不良反应，如发热、腹痛、肿瘤溶解综合征等。③对后续手术操作影响小。HAIC 通常不会造成肿瘤与邻近器官如膈肌、胆囊、胃肠等的粘连，同时 HAIC 后肝脏炎症反应轻于 TACE，可降低后续手术的操作难度及出血风险。④易操作，易普及。HAIC 大多只需置管于肝右或肝左动脉，技术上要求低，在各种级别医院都可按照一定的标准执行。有研究报道，特别是对于巨大肝癌，与 TACE 相比，HAIC 能够更多、更快地缩小肿瘤，从而获得二期手术切除的机会。我们的初步研究显示：与 TACE 对比，HAIC 中位总生存期（median overall survival，mOS）更长（23.1 个月 *vs.* 16.07 个月）；客观缓解率（objective response rate，ORR）更高 [实体瘤临床疗效评价标准（response evaluation criteria in solid tumor，RECIST）：45.9% *vs.* 17.9%]；中位无进展生存期（median progress-free survival，mPFS）更长（9.63 个月 *vs.* 5.40 个月）；手术转化率更高（23.8% *vs.* 11.5%）；严重不良事件发生率更低（19% *vs.* 30%）。目前更多的 HAIC 研究正在进行中。

23.3 消融治疗是早期肝癌的根治性治疗手段之一

消融治疗包括射频消融术（radiofrequency ablation，RFA）、微波凝固治疗（microwave coagulation therapy，MCT）、冷冻消融术（cryoablation，CRA）、高强度超声聚焦疗法（high intensity focused ultrasound therapy，HIFU）等物理消融和瘤内无水乙醇注射治疗（percutaneous ethanol injection，PEI）、无水乙酸注射（percutaneous acetic acid injection，PAI）等化学消融，最为常用的是 RFA 和微波消融术（microwave ablation，MWA）。我们最早在国际上报道了 RFA 与开腹手术切除治疗小肝癌的前瞻性临床随机对照研究，结果发现 RFA 治疗小肝癌的长期疗效与手术切除接近，且具有创伤小、恢复快、生存质量高等优势。目前的研究大致认为局部消融治疗小肝癌在长期生存率方面与手术切除相近，但局部复发率仍高于手术切除，无瘤生存率低于手术切除。大部分指南认为对于肝脏深部或者中央型的小肝癌，局部消融可以达到手术切除疗效，可优先选择。对于不能和（或）拒绝手术的小肝癌患者，局部消融可作为替代治疗手段。

消融治疗也可以作为肝癌患者等待肝移植治疗时的"桥接治疗"。Llovet、Mazzaferro 和 Dubay 等多个不同中心的前瞻性或者回顾性分析均显示采用局部消融治疗作为肝癌肝移植前的桥接治疗，安全可靠，可以延长肝移植的等待时间，降低脱落率。尽管目前报道的病例数量较小，而且缺乏 RCT 研究，但是多数肝癌治疗指南仍推荐肝癌患者等待肝移植时间预计超过 6 个月时，局部消融治疗可以作为其桥接治疗。

联合 TACE 可以进一步提高消融治疗的效果。多个回顾性和前瞻性的研究提示 TACE 可以减少或者阻断肿瘤血流灌注，从而减少 RFA 过程中的热流失效应，增加 RFA 的消融范围和完全消融率。笔者团队于 2013 年报道了采用 RFA 和 TACE-RFA 治疗 189 例 ≤ 7.0 cm 肝癌的 RCT 研究，结果表明 TACE-RFA 组在 OS 和无复发生存率（recurrence-free survival，RFS）方面均优于 RFA 组 [4 年 OS：61.8% *vs.* 45.0%；无病生存期（disease-free interval，DFI）：54.8% *vs.* 38.9%]。亚组分析显示对于直径 > 3.0 cm 或者多发的肿瘤，TACE-RFA 组优势更加明显。而对于单发 ≤ 3.0 cm 的病灶，差异并不明显。因此推荐对于肿瘤数目多发和（或）最大直径 > 3.0 cm 者，建议采用 TACE 联合局部消融治疗，以减少肿瘤复发，提高长期生存率。

随着放射治疗技术的进步，立体定向体部放疗在肝癌中的应用越来越多。已有多个回顾性和前瞻性的研究发现，SBRT 治疗小肝癌的疗效与 RFA 相近，在局部控制率方面甚至有优于 RFA 的趋势，但是目前仍缺乏大样本量的前瞻性临床随机对照研究结果的证实，而且 SBRT 对设备和技术要求较高，也限制了其大规模的开展应用。

23.4 系统性药物治疗是提高晚期肝癌疗效的关键

系统性药物治疗是晚期肝癌最主要的治疗手段，近年来不断有新的突破，是目前肝癌治疗研究最为热门的领域。目前获得国内外指南推荐的晚期肝癌治疗方案包括：一线：索拉非尼、仑伐替尼、多纳非尼，以及阿替利珠单抗＋贝伐珠单抗（T+A 方案）、信迪利单抗＋贝伐珠单抗等；二线：瑞戈非尼、阿帕替尼、雷莫芦单抗、卡博替尼等。

随着肿瘤免疫治疗时代的到来，肝癌药物治疗又进入了一个新时代。纳武利尤单抗（nivolumab）和帕博利珠单抗（pembrolizumab）单药Ⅲ期临床研究的失败，使免疫单药治疗肝癌的临床应用逐渐减少。直到 2020 年 IMBRAVE 150 研究获得成功，将肝癌的治疗带进了靶免联合治疗时代，全球各大肝癌指南也将 T+A 方案列为晚期肝癌的一线治疗优选方案。从理论上来讲，靶免联合治疗存在以下优势：①靶向治疗可以使异常的肿瘤血管正常化，改善肿瘤内部灌注，有利于免疫治疗药物进入；②靶向药物可以改善肿瘤局部的免疫微环境，有利于免疫治疗发挥作用；③靶向治疗所致的肿瘤坏死，使得更多的肿瘤抗原暴露，可提高免疫治疗的效果；④靶向治疗起效快但容易耐药，免疫治疗起效慢但维持有效时间长，两者联合可以获得较高的 ORR，较长的 PFS 和 OS。除已经获得成果的 T+A 方案外，目前报道较多的疗效较好的组合还有"可乐"组合（仑伐替尼＋帕博利珠单抗）、"双艾"组合（阿帕替尼＋卡瑞利珠单抗）、"双达"方案（信迪利单抗＋贝伐珠单抗）等，均显示出良好的抗肿瘤效果，特别是 T+A 方案治疗晚期肝癌的中位 OS 达到 19 个月，在我国患者中甚至达到 24 个月，远远超过靶向单药或者免疫单药的疗效，因此靶免联合治疗正逐渐成为晚期肝癌主要的治疗方案。

23.5 其他治疗方法

目前应用于肝癌治疗的方法还有放射治疗（外照射与粒子植入）、放射栓塞治疗、全身化疗、生物治疗、中医药治疗等，由于其应用范围较为有限，或者疗效并不明确，尚未被列为肝癌的主要治疗手段。但是在一些特殊病例的治疗中，仍具有重要的作用。

（张耀军 整理）

参考文献

1. 中华人民共和国国家卫生健康委员会医政医管局 . 原发性肝癌诊疗规范（2019 年版）. 中国实用外科杂志，2020，40（2）：121-138.

中国医学临床百家

2. European Association for the Study of the Liver, European Organisation for Research and Treatment of Cancer. EASL-EORTC clinical practice guidelines: management of hepatocellular carcinoma. J Hepatol, 2012, 56 (4): 908-943.

3. BRUIX J, SHERMAN M. Management of hepatocellular carcinoma. Hepatology, 2005, 42 (5): 1208-1236.

4. MAZZAFERRO V, REGALIA E, DOCI R, et al. Liver transplantation for the treatment of small hepatocellular carcinomas in patients with cirrhosis. N Engl J Med, 1996, 334 (11): 693-699.

5. CHEN M S, LI J Q, ZHENG Y, et al. A prospective randomized trial comparing percutaneous local ablative therapy and partial hepatectomy for small hepatocellular carcinoma. Annals of Surgery, 2006, 243 (3): 321-328.

6. LLOVET J M, RICCI S, MAZZAFERRO V, et al. SHARP Investigators Study Group. Sorafenib in advanced hepatocellular carci-noma. N Engl J Med, 2008, 359 (4): 378-390.

7. CHENG A L, KANG Y K, CHEN Z, et al. Efficacy and safetyof sorafenib in patients in the Asia-Pacifific region with advanced hepato-cellular carcinoma: a phase III randomised, double-blind, placebo-con-trolled trial. Lancet Oncol, 2009, 10 (1): 25-34.

肝癌的外科手术治疗

24. 腹腔镜肝切除已经成为肝脏外科的发展方向

近些年我们见证了腹腔镜技术的快速发展，腹腔镜肝切除（laparoscopic hepatectomy，LH）在治疗各种类型及不同部位的肝脏病变上已经愈发成熟，并被广泛认可和接受。从最早的边缘病灶的局部切除，到"金标准"的肝左外叶切除，再到左半肝、右半肝切除，甚至是腹腔镜联合肝脏分隔和门静脉结扎的二步肝切除术（associating liver partition and portal vein ligation for staged hepatectomy，ALPPS）手术，LH 基本上突破了肝切除的各个禁区，在经验丰富的单位，已经达到了与开腹肝切除（open hepatectomy，OH）相近的水平。由于具有切口小、创伤小、恢复快等优势，LH 在肝癌治疗中的应用越来越受到重视。

24.1 腹腔镜肝切除的发展

肝脏血运丰富，既往是外科手术的"禁区"，即使是传统开腹手术风险也颇大，腹腔镜技术一直到 20 世纪末期才开始被应用于肝脏外科领域，而最早也仅仅是开展腹腔镜肝脏活检。1991 年 Reich 等最早开始应用腹腔镜进行肝切除，但仅应用于切除肝脏边缘的良性肿瘤。1993 年 Wayand 等率先完成腹腔镜下肝脏Ⅵ段转移癌局部切除，腹腔镜技术才开始被应用于治疗肝脏恶性肿瘤，但前期发展相对缓慢，最初仅限于肝脏边缘或左外叶的肝脏恶性肿瘤的局部切除或左外叶切除，数量不多且选择性高。近年来，由于 LH 新技术、新器械的应用和术者操作水平的逐步提高及手术经验的不断积累，腹腔镜肝癌肝切除的适应证不断扩大。术式也从初期肝脏边缘及表浅病变的局部切除拓展到解剖性半肝切除、肝三叶切除、全尾叶切除、肝Ⅶ～Ⅷ段切除。目前认为肿瘤部位、大小、与周围主要脉管的关系、切除范围或手术方式及术者的熟练程度都是成功完成腹腔镜肝癌肝切除术的关键。对位于肝脏Ⅱ～Ⅵ段、边缘、表浅的外生性肝癌，即使肿瘤较大，如无明显手术禁忌证，也可首选腹腔镜手术切除；对于个别位于Ⅰ、Ⅳa、Ⅶ、Ⅷ段的肝癌，如未侵犯肝门、肝后下腔静脉、肝静脉主干，也可考虑腹腔镜下切除。

目前，国内外多个医学中心已经能够熟练实施腹腔镜下肝中叶切除、半肝切除、右三肝切除、全尾叶切除等高难度腹腔镜肝切除术治疗肝癌，同时还可完成腹腔镜下转移性肝癌与原发肿瘤一期切除、复发性肝癌切除及 ALPPS 等复杂肝切除术，进一步表明腹腔镜肝切除术不仅安全可行，且适用范围逐渐扩大，并有望成为治疗肝癌的标准手术。

24.2 肝癌腹腔镜肝切除的安全性和疗效

到目前为止，国内外还没有关于 LH 与 OH 治疗肝癌的前瞻性随机对照研究。许多回顾性病例对照研究证实 LH 治疗肝脏恶性肿瘤是一种安全有效的方法。Jiang 等通过比较 LH 与 OH 治疗肝癌的结果进行分析，发现两组在平均手术时间、术后并发症的发生率、住院平均费用等指标上无明显差异。但与 OH 相比，LH 具有切口小、术中出血量少、术后胃肠功能恢复快、平均住院周期短等优势。Yin 等对 15 篇文献报道中 1238 例（485 例 LH，753 例 OH）的短期及长期结果进行 Meta 分析，结果表明 LH 组术后出血、代谢紊乱及腹水等发生率明显降低，且术中出血量明显减少。

在对 LH 和 OH 长期疗效的对比研究中，Memeo 等的研究显示 LH 组 1 年、5 年和 10 年的生存率分别为 88%、59% 和 12%，而 OH 组 1 年、5 年和 10 年的生存率分别为 63%、44% 和 22%。Parks 等对 1002 例（446 例 LH，556 例 OH）肝脏恶性肿瘤患者的回顾性研究显示，术后两组患者 1 年、3 年、5 年的生存率差异无统计学意义。Cheung 等回顾性分析了伴有肝硬化的早期肝细胞癌患者 LH 组（110 例）和 OH 组（330 例）的生存情况，结果发现：LH 组 1 年、3 年、5 年 OS 为 98.9%、89.8%、83.7%，OH 组为 94%、79.3%、67.4%；1 年、3 年、5 年 RFS 分别为 87.7%、65.8%、52.2% 和 75.2%、56.3%、47.9%，LH 组优于 OH 组。但是，由于 LH 的病例选择较为严格，同时又缺乏多中心、大样本的前瞻性随机对照研究，在肿瘤学预后上相对开腹手术是否具有优势还缺乏循证学依据。

24.3 腹腔镜肝切除的优势

对比传统的开腹手术，腹腔镜肝切除具有以下优势：①患者腹壁切口小，损伤小，瘢痕小，美容效果好。②术后疼痛程度轻，有利于早期活动；肠道功能影响小，早期即可进食，可更早地恢复健康，缩短住院时间。③肝癌患者术后复发率高，传统开腹手术引起的腹腔内粘连会严重影响第2次手术的进行；腹腔镜手术形成粘连少，可为术后进一步治疗提供更好的条件。④腹腔镜手术对机体免疫功能的影响较小，因此可能有利于术后进行抗肿瘤效应细胞的免疫治疗，可较早进行辅助治疗。⑤对合并肝硬化、门静脉高压症的患者，术后腹水、肝功能衰竭发生率明显降低。⑥与传统肝切除术相比，腹腔镜肝切除术中能够获得更加直视放大的近距离清晰视野，确保了对肝门结构与肝实质断面的更加精细而确定的解剖分离，从而使得术中出血更少、术后恢复更快。⑦腹腔镜解剖性肝脏切除更符合肝肿瘤外科的根治原则。肝肿瘤早期通常存在于一个肝段内，由于肿瘤侵犯门静脉分支，其肝内播散最先在同一肝段，再逐渐扩散到同肝叶、半肝等。腹腔镜解剖性肝脏切除不但阻断了肿瘤细胞流出途径，降低了肝内播散的风险，还能降低残肝段、肝叶内癌细胞的残留，且腹腔镜手术较开腹手术对肿瘤的触摸挤压的机会更少，这使得术中肿瘤细胞发生血运转移或种植转移的机会也相对减少。

总之，国内外学者多年的探索、实践及越来越多的临床研究证实腹腔镜肝癌肝切除术是安全可行的。腹腔镜肝癌肝切除术不仅具有术中出血量少、术后代谢紊乱及腹水的发生率低的优点，而且术后恢复快，手术切口美观，还为再次切除或者补救性肝移植创造有利条件，不仅体现出微创技术的理念，而且达到了"既消灭肿瘤，又最大限度保存机体"的目的。相信随着手术器械的不断更新和完善，腹腔镜技术的不断改进，术中定位及影像学导航技术的突破，达·芬奇机器人手术的不断推广，腹腔镜肝癌切除术的应用范围将继续扩大。

（张耀军　整理）

25. 术后复发是影响肝切除术治疗肝癌疗效的主要问题

随着肝癌早期诊断率的不断提高、外科手术技术和围手术期处理的进步、新治疗手段的出现和肝癌多学科治疗水平的提高，肝癌患者能够获得根治性治疗的比例越来越高。然而，治疗后复发仍然是肝癌治疗失败的主要原因。日本 Arii 等的研究表明肝癌根治性切除术后 2 年复发率为 70%。我国黄洁夫等报道了肝癌根治术后 3 年复发率为 57% ～ 81%，小肝癌根治术后 5 年内复发率亦在 50% 以上。复旦大学肝癌研究所的资料显示肝癌根治性切除术后 5 年复发率为 54.1% ～ 61.5%，小肝癌也达

43.5%。即便是符合米兰标准的肝癌患者，肝移植术后复发率也达 30% ～ 40%。因此，术后复发是影响肝癌患者长期生存的最主要因素，对复发性肝癌采取合理恰当的治疗，能够进一步提高肝癌患者的长期生存率。

25.1 术后复发的分类

肝癌术后复发最短可在 2 个月以内，一般认为，术后 1 年内复发与术后 1 年后复发治疗效果不同，建议以术后 1 年为界，也有学者建议采用术后 2 年为界划分早期和晚期复发。根据复发来源的不同，可分为两类：一类为起源于原肿瘤的肝内转移性肝癌，通常为早期复发；另一类则是由于长期肝病背景的存在引起的多中心发生的复发性肝癌，往往为晚期复发。对于多中心发生的肝癌（晚期复发），由于是新生肿瘤的产生，此类复发治疗效果常较理想；而对于转移性的复发（早期复发），在肿瘤转移病灶发现的同时，有可能还存在影像学检查无法探及的微小转移灶，这类复发性肝癌预后较差。

就复发部位而言，肝内复发最为常见，为 90% 左右，肝外转移的发生率为 9.7% ～ 25.8%，其中 38% 伴肝内复发。肝外转移最常见的分别为肺、腹腔淋巴结、骨、肾上腺，分别占 55%、41%、28% 和 11%。

25.2 术后复发的原因

术后复发的原因总体上可归为以下几类。

（1）肿瘤相关因素：术前肿瘤的进展程度是影响肿瘤复发的最主要因素，包括肿瘤大小、数目、包膜、微血管侵犯（microvascular invasion，MVI）情况、肿瘤分化程度、肿瘤微血管密度、甲胎蛋白等。MVI 被认为是早中期肝癌切除术后复发的最主要危险因素。MVI 是指在显微镜下于内皮细胞衬附的血管腔内见到癌细胞巢团，以癌旁门静脉分支为主（含包膜内血管）。病理学分级方法：M0：未发现 MVI；M1（低危组）：≤ 5 个 MVI，且发生于近癌旁肝组织；M2（高危组）：> 5 个 MVI，或 MVI 发生于远癌旁肝组织。当癌旁肝组织内的卫星灶与 MVI 难以区分时，可一并计入 MVI 分级。MVI 是评估肝癌复发风险和选择治疗方案的重要参考依据。

（2）肝功能及肝炎肝硬化情况：术后残余肝脏的炎症情况及肝功能情况也是影响复发的重要因素，包括常见的 HBV/HCV 感染、肝硬化程度等。Poon 等认为肝癌患者的肿瘤因素与根治术后早期复发有关，而非肿瘤的肝功能状态与晚期复发有关。Malcolm 等通过对 145 例肝癌术后无病生存期超过 5 年的患者进行回顾性分析，发现肝纤维化程度更低的患者有着更长的无病生存期，提示慢性肝脏疾病是导致肿瘤晚期复发的主要因素。

（3）治疗方式的影响：具体的治疗方案、手术切缘距离、围手术期输血情况也是影响复发的重要因素。

（4）分子指标：许多学者针对不同的分子指标进行了大量的基础研究，但目前仍没有一个得到临床医师广泛认可的指标可被应用于临床来评估复发的风险。

25.3 术后复发的防治

术后复发是影响肝癌患者长期生存的最主要因素，对复发性肝癌采取合理恰当的治疗，能够进一步提高肝癌患者的长期生存率。因此，肝癌术后复发的防治研究，多年来一直是临床与基础研究的热点，可惜的是，迄今为止，没有一个公认的能够降低 HCC 手术后复发的方法，也没有一个能够预防肿瘤复发的方法。在对复发高危因素进行预测的基础上，研究人员还在手术后尝试不同的治疗方案以预防术后复发，其常见的方式有以下几种。

（1）术后预防性 TACE：已有许多临床研究对其作用及适应证进行探讨，但其预防效果仍未能得到广泛的认可。支持术后预防性 TACE 的学者认为，术前已经存在或者因手术中挤压所致的肝癌微血管癌栓或者肿瘤侵袭形成的微卫星灶是导致术后早期复发的重要危险因素，手术切除不能将肉眼无法判断的残留肿瘤细胞完全清除，因此术后预防性 TACE 可以通过清除这一部分的肿瘤细胞达到减少复发、延长生存时间的作用。而不支持术后预防性 TACE 的学者则认为，术后 TACE 并不能预防复发，仅对术后肝内残留的病灶起到早期治疗的作用，而术后患者免疫功能低下，术后进行 TACE 可能会引致胆管坏死等严重不良反应，进一步损伤患者的免疫系统并对肝功能造成一定的影响。国内郭荣平教授、孙惠川教授分别开展了前瞻性临床随机对照研究，显示对于具有高危复发风险的患者，术后 TACE 治疗具有减少复发、延长生存时间的效果。

（2）抗病毒治疗：病毒性肝炎造成的慢性肝脏炎症、肝纤维化和肝硬化是导致肝癌发生和肝癌复发的重要危险因素。对于 HBV 感染的肝癌患者，核苷（酸）类似物抗病毒治疗可减少复发、延长生存时间，这已经成为一致的共识。因此对于合并 HBV 感染的 HCC 患者，手术切除后均应行抗病毒治疗。

（3）过继细胞免疫治疗：肝癌术后进行辅助性免疫治疗，如干扰素、过继细胞免疫治疗等，可以在一定程度上起到调节免疫、预防复发的作用。中山大学肿瘤防治中心徐立等报道的前瞻性临床随机对照研究中，纳入了 200 例 BCLC A/B 期的肝癌患者，结果发现根治性切除术后辅助性细胞因子诱导的杀伤细胞（cytokine-induced killer cell，CIK）治疗（4 个疗程）可以延长术后复发时间（time to relapse，TTR）（13.6 个月 *vs.* 7.8 个月），但长期复发率和总体生存率无明显差异。同期韩国学者的研究则发现对于 TNM Ⅰ、TNM Ⅱ期的肝癌患者根治性治疗后（包括手术切除、RFA、PEI）辅助性长疗程（16 个疗程 60 周）CIK 治疗，可以显著延长无复发生存时间（44.0 个月 *vs.* 30.0 个月）和 OS。此外，有临床随机研究提示，干扰素 α 可减少复发、延长生存时间，但仍存争议。

（4）靶向药物治疗：一项全球多中心、随机、双盲、安慰剂对照Ⅲ期 STORM 研究纳入了 1114 例接受手术切除或局部消融等根治性治疗、具有中 / 高危复发风险的肝细胞癌患者，主要研究终点为 RFS，经独立评估后的 RFS 在索拉非尼组和安慰剂组相当（33.4个月 *vs.* 33.8个月），无明显差异，疾病复发或死亡风险降低6%（*HR*=0.94）。亚组分析显示，无论患者年龄、性别、地域、复发风险、Child-Pugh改良分级评分、手术方式等如何，两组RFS也无明显差异。索拉非尼组独立评估的TTR（38.6个月 *vs.* 35.8个月，*HR*=0.891）和OS（两组均未达到，*HR*=0.995）与观察组也无明显差异。最近国内外有许多小宗病例研究靶向药物治疗在预防肝癌复发方面的作用，但至今仍没有高循证医学的证据。因此，笔者不赞成给肝癌术后患者应用靶向药物治疗及PD-1类免疫药物治疗，在没有确切证据令患者获益的情况下让患者花费在存在风险和不良反应的治疗上，不符合医学原则。但鼓励患者参与经伦理委员会通过的临床研究，让患者在知情免费情况下选择药物治疗是可以的。事实上，我们需要更多的患者参与高质量的临床随机对照研究，来解决肝癌术后复发这个世界难题。

（5）中医药治疗：一项随机对照研究结果显示肝切除术后接受槐耳颗粒治疗对减少复发有一定的作用。

25.4 术后复发的治疗

目前应用于复发肝癌治疗的手段主要有手术再切除、肝移植、局部消融治疗、介入治疗、靶向治疗及全身化疗等。由于复发性肝癌的病情多较为复杂，临床上常采用多种方法的联合或者序贯治疗。

（1）再次切除：手术再切除目前仍然被认为是复发肝癌的

标准治疗手段，部分患者仍然可以达到治愈。众多文献报道了复发性肝癌再切除术后中位 OS 为 23 ～ 56 个月，5 年生存率为 25% ～ 87%。而对于肿瘤单发、没有 MVI、TTR 超过 1 年者再次肝切除术疗效更优。郭荣平等对 57 例再次肝切除的患者进行了长期随访，发现其二次切除后 10 年生存率为 16.2%。Minagawa 等报道的二次切除后 1 年、3 年、5 年无瘤生存率可达 50%、21%、17%。而 Itamoto 报道的 1 年、3 年、5 年无瘤生存率则分别为 56%、25%、10%。因此，总体来说再次肝切除在复发性肝癌的治疗中的疗效是值得肯定的，但是仍有较高的复发率，特别是对于第 2 次切除后再复发的患者，若行第 3 次甚至第 4 次肝切除，其复发率更高。

（2）挽救性肝移植（salvage liver transplantation，SLT）：研究表明 SLT 治疗小肝癌的疗效与一期肝移植没有显著性差异。霍枫等报道了 30 例 SLT，其中 13 例肝切除术前符合米兰标准、17 例肝切除术前符合杭州标准（肿瘤直径≤ 8 cm，或直径＞ 8 cm、肿瘤组织病理学 Ⅰ 或 Ⅱ 级、AFP ≤ 400 ng/mL），肝切除术后复发肝癌均为小肝癌（米兰标准），两组 1 年、3 年生存率分别为 83.1%、62.3% 和 87.8%、75.3%，无显著性差异。

（3）局部消融治疗：局部消融治疗复发性肝癌有以下优势：①多数肝癌切除术后的患者由于接受术后密切随访观察，复发的肿瘤一般较小，容易通过局部消融取得完全灭活；②局部消融治疗具备微创性和简便性，可反复多次施行，适合肝癌需要反复治疗的特点；③对患者肝功能影响较小，对于合并严重肝硬化、肝功能不全的复发患者亦能施行，也更为安全。我们曾通过病例对照研究分析了 RFA 与再次手术切除治疗复发性肝癌的疗效，在肿瘤直径≤ 5 cm、复发肿瘤≤ 3 个病灶的复发性肝癌患者中，再切除与 RFA 治疗后 5 年的总体生存率分别为 27.6%、39.9%，两者之间并无统计学差异。而在治疗相关并发症方面，再切除治疗引起的出血、肝腹水、肝衰竭等远远高于射频治疗。国内外多个分析报道也得出了相同的结论。

（4）TACE：由于复发性肝癌多为多发病灶，特别是对于首次切除 1 年内发生的早期复发肝癌，在肿瘤转移病灶发现的同时，大部分隐藏了影像学检查无法探及的潜在微小转移灶，这类复发性肝癌再次手术或局部消融难以获得较好的疗效。而 TACE 作为一种全肝治疗方法，对于此类患者，较之手术切除和局部消融有明显优势，可以达到良好的效果。文献报道，复发肝癌经 TACE 治疗后，1 年生存率为 64% ～ 88%，2 年为 24% ～ 57%，3 年为 5% ～ 45%。Choi 等分析了 TACE 治疗复发性肝癌的安全性及疗效，结论提示：对于多发、肿瘤较大且肝功能不能耐受手术的患者，TACE 可以显著改善此类患者的预后，5 年生存率可以达到 30%；而肿瘤复发间隔时间是影响预后的主要因素之一。

（5）多学科联合治疗：与其他的癌症一样，肝癌不仅是发生于肝脏中的局部病变，更是一种全身性疾病，理论上任何单项治疗都无法根治肝癌。多种治疗手段联合应用的综合治疗是当前提高疗效的唯一途径。目前比较常用的联合治疗方式有 TACE 联合外科治疗、TACE+ 局部消融、RFA+PEI、TACE+ 放射治疗、TACE+ 生物治疗、TACE+ 分子靶向治疗等。

（张耀军　整理）

26. 肝癌切除术后辅助性 TACE 治疗应有选择地开展

肝癌切除是早期肝癌的主要根治性治疗手段，但术后复发率为 60%～80%。术后复发是影响肝癌患者预后的重要因素，降低术后复发率是提高肝癌整体疗效的重要手段，也是国内外学者不断进行探讨的问题。

TACE 通过肝动脉注入化疗药物与血管栓塞药物，可作为术后预防复发的一种选择。1994 年，中山大学附属肿瘤医院李锦清等首先报道了一项前瞻性临床研究结果，证实了术后辅助性 TACE 在预防术后复发中的有效性。在该研究中，接受术后辅助性 TACE 的患者于术后 3～4 周接受 TACE 治疗 1～3 个疗程，注入药物为碘油、阿霉素及丝裂霉素，每个疗程间隔 4～6 周。结果显示接受术后辅助性 TACE 的患者的复发率更低，其 3 年生存率为 67.7%，显著高于对照组的 42.8%。几乎同一时间，日本学者 Izumi 等也发表了其术后辅助性 TACE 的临床研究结果，显示术后辅助性 TACE 可延长术后无疾病生存期，但对总生存期无显著影响。随后，国内多家中心开始开展术后辅助性 TACE，并对其疗效进行了跟进研究，2000 年复旦大学附属中山医院林芷英等发表的研究结果显示，肝癌根治术后患者接受术后辅助性 TACE 的 3 年复发率仅为 14.7%，3 年生存率为 85.7%。

但同时亦有研究指出，术后辅助性 TACE 并不能起到预防复发的作用，其结论与上述研究的差别可能在于病例的选择标准不同。进而，一部分学者提出对于早期肝癌患者，术后辅助性 TACE 并不能降低其复发率，而应该应用于术后复发风险高的患者。

中山大学附属肿瘤医院李锦清等提出了肝癌术后复发的综合高危因素 [肿瘤直径＞ 8 cm、脉管癌栓、子灶、癌细胞低分化、染色体 1p 位点杂合性缺失、*p53* 功能缺失、增殖细胞核抗原（PCNA）高表达、基质金属蛋白酶（MMPs）高表达、VEGF 高表达等]，对肝癌切除术后的患者进行了筛选，有的放矢地对高危患者实施了辅助性 TACE 治疗，并通过研究证实这种选择性的术后干预手段可使肝癌的术后 5 年复发率从 56.3% 降低到 27.5%，5 年生存率从 30.5% 提高到 53.7%。

肿瘤大小和肿瘤数目是预测复发的重要因素之一。肿瘤直径＞ 5 cm 及多发肿瘤被认为是复发的高危因素。2004 年任正刚等发表的研究认为，对于残癌高危患者（肿瘤直径＞ 5 cm、多个肿瘤结节、有 MVI），术后辅助性 TACE 可以提高总生存率。而对于残癌低危患者（直径≤ 5 cm、单个肿瘤结节、无 MVI），是否接受辅助性 TACE，其生存率无显著差异。近期郑树森团队的研究也表明，辅助性 TACE 无法改善肿瘤＜ 5 cm 的肝癌患者的无病生存期。

　　合并门静脉癌栓（portal vein tumor thrombus，PVTT）是影响肝癌预后的重要因素。对于部分 PVTT 患者来说，肿瘤范围尚比较局限，可考虑将原发肿瘤和 PVTT 一并切除，但此类患者术后复发率高。中山大学附属第一医院彭宝岗等的研究结果显示，对于接受手术治疗的门静脉癌栓的患者，术后接受辅助性 TACE 者的中位生存时间为 13 个月，显著优于未接受辅助性 TACE 者的 9 个月。

　　而目前，术后病理结果确认的 MVI 也越来越多地被认为与肿瘤的早期复发相关，是影响预后的不良因素。近来亦有学者探索术后辅助性 TACE 在预防合并 MVI 患者术后复发中的作用。上海东方肝胆外科医院程树群等对术后辅助性 TACE 在合并 MVI 的肝癌患者中的作用进行了研究，结果显示，在 MVI 患者中，术后 4 周接受辅助性 TACE 者的无复发生存率和总生存率均优于未接受辅助性 TACE 者。两组的 1 年、2 年、3 年、5 年无复发生存率分别为 69.3%、55.5%、46.7%、35.0 % 及 47.0%、36.2%、34.1%、30.3%。两组的 5 年总生存率分别为 54.0% 和 43.2%。随后，国内其他学者也得出了相似的结论，如复旦大学附属中山医院周俭等进行一项针对术后中危复发（单发肿瘤＞ 5 cm、无合并 MVI）和高危复发（肿瘤数目为 2 ～ 3 个或单发肿瘤合并 MVI）的肝癌患者的 RCT 研究结果显示，与单纯手术的对照组患者对比，采用术后辅助性 TACE 的实验组患者的 3 年无复发生存率更低（56.0% *vs.* 42.1%），实验组患者 3 年总生存率为 85.2%，显著优于对照组的 77.4%。最近的一项 Meta 分析，纳入了 26 个临床研究（其中 6 个为 RCT 研究）的 7817 例病例，研究结果亦显示辅助性 TACE 可以使合并 MVI 的患者获益（5 年生存率：50% *vs.* 36%）。因此，对于合并 MVI 的患者，术后辅助性 TACE 也可作为综合治疗方案中的一部分。

因此，术后辅助性 TACE 在复发风险较高如大肝癌、多发病灶、合并 PVTT 或合并 MVI 的患者中可作为多学科治疗方案的选择之一，次数不宜过多，一般在术后肝功能恢复后行 1 ～ 2 次足够，次数过多不但起不到治疗效果，还会损害肝功能。原因如下。

（1）肝癌术后复发根据复发时间的不同，可分为早期复发和晚期复发。早期复发的根源在于手术切除时已经存在的微转移灶未能一并切除；晚期复发的肿瘤则是在肝炎肝硬化背景上重新生长的肿瘤，多为多中心起源。对于肿瘤分期相对较晚的患者，其早期复发风险高，术后辅助性 TACE 的主要作用机制在于早期发现存在的微转移灶并对其起到治疗作用从而延长生存时间，而对于在肝炎肝硬化基础上发生的多中心起源的晚期复发病灶则无法起到预防作用。

（2）目前医学影像学技术发展非常迅速，特别是敏感程度最高的磁共振，其分辨率高，软组织对比度良好，不同组织有不同的信号特征，更容易发现早期病变，部分＜ 5 mm 的病灶也可以被识别，同时也非常方便、经济。因此对于随访规律的患者，其早期发现复发病灶的能力并不亚于肝动脉造影。因此，如手术前采用高质量的磁共振检查，可大大降低术后微转移灶残留的机会，降低了术后 TACE 的必要性。

（3）事实上，手术后肝内残留的微转移灶太小，可能其动脉供血还没有形成，即使已经形成肿瘤供血动脉，但可能性小，碘油和药物无法注入，从而影响术后 TACE 的治疗效果。

（4）尽管术后辅助性 TACE 可同时起到治疗作用，但是即使不做术后辅助性 TACE，通过严密随访，也可以早期发现复发病灶，及时地更有针对性地对复发病灶进行处理，并不会延误治疗。

（5）术后辅助性 TACE 可能引起肝功能损害、胆管损伤、异位栓塞等不良反应。肝细胞癌主要由肝动脉供血，同时正常肝脏细胞、肝内胆管及其他器官亦有动脉供血，特别是肝内胆管壁仅由肝动脉滋养，若栓塞和化疗药物不能完全进入肿瘤，有可能引起胆管损伤甚至造成胆汁湖形成。

综上所述，笔者认为肝癌切除术后辅助性 TACE 治疗应有选择地开展，切忌多次过度治疗，才可以充分趋利避害，发挥辅助性 TACE 的最大作用。

（陈锦滨 整理）

参考文献

1. 尹新民，朱鹏，张万广，等. 腹腔镜肝切除术专家共识（2013 版）. 中国肿瘤临床，2013，40（6）：303-306.

2. HIROKAWA F，HAYASHI M，MIYAMOTO Y，et al. Short- and long-term outcomes of laparoscopic versus open hepatectomy for small malignant liver tumors：a single center experience. Surg Endosc，2015，29（2）：458-465.

3. YIN Z，FAN X，YE H，et al. Short- and long-term outcomes after laparoscopic and open hepatectomy for hepatocellular carcinoma：a global systematic review and meta-analysis. Ann Surg Oncol，2013，20（4）：1203-1215.

4. LI W，ZHOU X，HUANG Z，et al. Laparoscopic surgery minimizes the release of circulating tumor cells compared to open surgery for hepatocellular carcinoma. Surg Endosc，2015，29（11）：3146-3153.

5. TWAIJ A，PUCHER P H，SODERGREN M H，et al. Laparoscopic vs open approach to resection of hepatocellular carcinoma in patients with known cirrhosis：systematic review and meta-analysis. World J Gastroenterol，2014，20（25）：8274-8281.

6. CHEUNG T T，DAI W C，TSANG S H，et al. Pure laparoscopic hepatectomy versus open hepatectomy for hepatocellular car cinoma in 110 patients with liver cirrhosis：a propensity analysis at a single center. Ann Surg，2016，264（4）：612-620.

7. POON R T，FAN S T，NG I O，et al. Different risk factors and prognosis for early and late intrahepatic recurrence after resection of hepatocellular carcinoma.

Cancer, 2000, 89（3）: 500-507.

8. 孙惠川，汤钊猷，马曾辰. 影响肝癌根治性切除后复发率的因素. 中华肝胆外科杂志，2000，6（1）: 7-9.

9. 李锦清，张亚奇，张伟章，等. 栓塞化疗在肝癌切除术后的价值. 中华肿瘤杂志，1994，16（5）: 387-394.

10. 郭荣平，李国辉，李升平. 原发性肝癌术后复发再切除问题探讨. 中华肝胆外科杂志，2000，6（6）: 433-435.

11. LIANG H H, CHEN M S, PENG Z W, et al. Percutaneous radiofrequency ablation versus repeat hepatectomy for recurrent hepatocellular carcinoma: a retrospective study. Ann Surg Oncol, 2008, 15（12）: 3484-3493.

12. 徐立，黎鹏，陈敏山，等. 以射频消融为主的微创方式治疗肝癌术后复发. 中华外科杂志，2008，46（21）: 1617-1620.

13. 张耀军. 肝细胞癌切除术后复发的多学科治疗现状与展望. 外科研究与新技术，2013，2（4）: 255-258.

14. IZUMI R, SHIMIZU K, IYOBE T, et al. Postoperative adjuvant hepatic arterial infusion of Lipiodol containing anticancer drugs in patients with hepatocellular carcinoma. Hepatology, 1994, 20（2）: 295-301.

15. 李锦清，张亚奇，张伟章，等. 肝癌术后高危复发患者的肝动脉栓塞化疗. 癌症，1997，16（增刊）: 37-38.

16. 林芷英，任正刚，夏景林，等. 原发性肝癌根治切除后介入治疗对复发防治的疗效评价. 中华肿瘤杂志，2000，22（4）: 51-53.

17. 任正刚，林芷英，马曾辰，等. 原发性肝癌切除术后早期行肝动脉造影和肝动脉栓塞化疗对发现和治疗残癌的价值. 中国临床医学杂志，1998，5（1）：20-22.

18. PENG B G，HE Q，LI J P，et al. Adjuvant transcatheter arterial chemoembolization improves efficacy of hepatectomy for patients with hepatocellular carcinoma and portal vein tumor thrombus. American journal of surgery，2009，198（3）：313-318.

19. SUN J J，WANG K，ZHANG C Z，et al. Postoperative adjuvant transcatheter arterial chemoembolization after R0 hepatectomy improves outcomes of patients who have hepatocellular carcinoma with microvascular invasion. Annals of surgical oncology，2016，23（4）：1344-1351.

20. WANG Z，REN Z，CHEN Y，et al. Adjuvant transarterial chemoembolization for hbv-related hepatocellular carcinoma after resection：a randomized controlled study. Clin Cancer Res，2018，24（9）：2074-2081.

21. HUO Y R，CHAN M V，CHAN C. Resection plus post-operative adjuvant transcatheter arterial chemoembolization （TACE） compared with resection alone for hepatocellular carcinoma：a systematic review and meta-analysis. Cardiovasc Intervent Radiol，2020，43（4）：572-586.

22. LAZUARDI F，VALENCIA J，ZHENG S. Adjuvant transcatheter arterial chemoembolization after radical resection of hepatocellular carcinoma patients with tumor size less than 5 cm：a retrospective study. Scand J Gastroenterol，2019，54（5）：617-622.

肝癌的消融治疗和放射治疗

27. 肝癌局部消融治疗的不同方法与特点

肝癌局部消融治疗按其作用原理分为物理消融和化学消融两大类。化学消融是最早应用于肝癌局部治疗的消融方法，其依靠液体的弥散及其化学作用直接杀灭肿瘤，主要包括 PEI、PAI 等方法，其中 PEI 是代表方法。物理消融是近几十年内兴起的局部治疗手段，由于其安全性和有效性，很快在临床上被推广应用，目前主要有 RFA、MCT、CRA、HIFU、激光凝固治疗（laser coagulation）及最近出现的不可逆电穿孔（irreversible electroporation，IRE）消融术等，其中 RFA 是目前肝癌局部消融治疗的代表性方法。下面就目前较为常用的各种局部治疗（PEI、RFA、MCT、IRE 等）手段分别进行阐述和比较。

27.1 瘤内无水乙醇注射

PEI 是最早应用于肝癌治疗的局部治疗手段。自 Sugiura 等

1983 年报道了 PEI 被应用于肝癌的治疗以来，已有 30 多年的时间。PEI 的原理：无水乙醇注入瘤体内后，肿瘤细胞出现脱水、细胞内蛋白凝固，同时肿瘤血管内血栓形成进一步促使肿瘤细胞坏死、纤维化。肝癌组织内细胞间结构较松散，而肿瘤周围肝组织由于肿瘤包膜的存在阻止了乙醇进一步扩散，使无水乙醇注入后主要在肿瘤内扩散，对正常肝组织损伤小。随后的许多研究证明，PEI 能够使≤ 2.0 cm 的肿瘤几乎 100% 坏死、≤ 3.0 的肿瘤 80% 坏死、3.0 ～ 5.0 cm 的肿瘤 50% 坏死。因此 PEI 一般强调反复、多次的注射，较为常用的方法是 3 ～ 4 次 / 周，剂量没有明确的规定，一般是每次注入的乙醇量（mL）与肿瘤直径相当（cm），直到肿瘤完全坏死。

PEI 主要应用于≤ 5.0 cm 的肿瘤，特别是≤ 2.0 cm 的肿瘤。日本和意大利将 PEI 作为≤ 2.0 cm 肿瘤的一线治疗选择。文献报道了 PEI 治疗≤ 3.0 cm 小肝癌的 5 年生存率为 48% ～ 60%，≤ 2.0 cm 的小肝癌可以达到 78%。Ebara 等 2005 年报道了一项单中心应用 PEI 治疗小肝癌的 20 年经验，结果显示 3 年、5 年总体生存率分别为 81.6% 和 60.3%。此外，PEI 是一种非常安全的治疗手段，几乎所有报道均没有治疗相关死亡率，严重并发症发生率为 1% ～ 3%。但是 PEI 也存在一定的缺陷：① 治疗范围有限，仅对≤ 3.0 cm 的小肝癌疗效较好，而对于＞ 3.0 cm 的肿瘤由于肿瘤内部的纤维间隔阻止了乙醇的弥散，不可避免地存在肿瘤残留区，术后的复发率高；② PEI 由于乙醇的弥散范围有限及肿瘤假包膜的存在，无法达到 1.0 cm 的安全边界；③ PEI 需要反复多次进行，操作要求较高。近年来，随着 PEI 注射针的改进，如伞形多极 PEI 注射针的出现，虽然部分克服了以上缺点，但是总体上来讲，其疗效还是不及 RFA 和 MCT，有被代替的趋势。

27.2 射频消融术

RFA 是一种物理热消融技术。RFA 时，将一针型电极置入肿瘤内，射频治疗仪发出（450±50）kHz 的高频交流电磁波，经非绝缘的电极顶端流入周围组织，使组织内离子产生快速的振动，摩擦产热，局部温度达 90 ～ 120 ℃，从而使肿瘤组织细胞发生热凝固性变性和坏死，达到杀灭肿瘤的目的。

RFA 自 1993 年被 Rossi 首先应用于肝癌的治疗，开始多作为肝癌姑息治疗的手段。到 90 年代中期，第 2 代射频消融电极针的出现，才使 RFA 在小肝癌的治疗中受到重视，并逐渐被广泛应用，并被认为是小肝癌的一种根治性治疗手段。据 Rossi 等 1996 年报道的 RFA 治疗小肝癌的长期生存结果，39 例≤ 3.0 cm 的小肝癌 RFA 术后 1 年、3 年、5 年生存率分别为 97%、68%、40%。随后的报道逐渐增多，尽管存在病例选择的偏倚，众多的回顾性非随机对照研究仍然表明 RFA 治疗小肝癌的疗效可以与手术相媲美：其治疗后 3 年、5 年生存率为 50% ～ 80%、40% ～ 60%，5 年复发率一般为 40% ～ 50%。陈敏山等 2006 年报道了一项前瞻性临床随机对照研究，分别应用 RFA 和手术切除治疗≤5.0 cm 的小肝癌 71 例和 90 例，结果显示术后 1 年、2 年、3 年、4 年生存率分别为 95.8%、82.1%、71.4%、67.9% 和 93.3%、82.3%、73.4%、64.0%，两组间没有统计学差异，但是 RFA 组的术后并发症发生率明显低于手术切除组（3/71 *vs.* 50/90），术后住院时间明显较短 [（9.18±3.06）天 *vs.*（19.70±5.61）天]。研究认为 RFA 可部分代替手术切除，尤其是对于中央型的小肝癌、术后复发的小肝癌、多发的小肝癌患者，可以首选 RFA 治疗。

影响 RFA 治疗小肝癌疗效的因素主要有肿瘤大小、部位、分期、肝功能情况等，其中病灶大小是最主要的因素。Livraghi 等在一项研究中指出，随着目标肿瘤直径的增大，完全消融坏死率急速下降，肿瘤直径≤3.0 cm 时完全消融率≥90%，肿瘤直径介于 3.1～5.0 cm 时完全消融率为 71%，而肿瘤直径＞5.0 cm 时完全消融率只有 25%。对于较大的肿瘤，联合 TACE 可进一步提高消融治疗的效果。TACE 可以减少或者阻断肿瘤血流灌注，从而减少 RFA 过程中的热流失效应（heat sink），增加 RFA 的消融范围和完全消融率。

27.3 微波凝固治疗

MCT 原理是在病变组织内导入天线，发出频率≥900 MHz 的电磁波，在电磁场中水分子等极性分子随微波频率变化而剧烈运动，且细胞中的带电离子及胶状颗粒也随微波震荡而运动摩擦生热，局部组织因受热引起温度升高，可在局部产生由中心向外周递减的均匀分布的温度场，中心温度可达 145 ℃以上，从而引起组织凝固坏死，将肿瘤组织杀灭。早期由于受设备的限制，MCT 多采用术中直视下进行，随着近年来新的微波探针的研制成功，目前多采用经皮穿刺进行。由于多种原因，MCT 早期仅在日本和我国应用较为广泛，而其他地区少见相关文献报道。近年来随着 MCT 仪器在欧美国家获得批准上市，其在欧美国家的应用和文献报道也逐渐增加。

MCT 治疗≤ 3.0 cm 的肿瘤完全坏死率为 70%，> 3.0 cm 的肿瘤为 55%，开腹或腹腔镜下可以获得更高的坏死率。梁萍等统计国内 7 个医疗机构共 1007 例患者（1363 个癌结节），入选标准为单个结节≤ 8 cm 或结节数≤ 3 个、每个结节≤ 4 cm，影像学提示无门脉癌栓及远处转移。入组患者肿瘤平均直径为（2.9 ±1.8）cm（范围为 1.0 ～ 18.5 cm），其中 904（66.3%）个结节≤ 3 cm，459（33.7%）个结节> 3 cm。结果显示 1 年、3 年、5 年累积生存率分别为 91.2%、72.5% 和 59.8%，治疗相关死亡率为 0.4%（4/1007），严重并发症发生率为 2.2%（36/1643）。这一大规模、多中心的回顾性分析表明经皮 MCT 治疗肝癌的 5 年生存率可以与手术相媲美。

对于较大肝脏肿瘤，MCT 也显现出强大优势。Kuang 等报道了 90 例肝癌患者应用水循环内冷却微波天线经皮微波消融，肿瘤大小分组为≤ 3.0 cm、3.1 ～ 5.0 cm、5.1 ～ 8.0 cm，完全消融的成功率分别为 94.0%、91.0%、92.0%，只有 5.0% 的患者出现消融后近期的局部进展。这项研究结果也证明了微波消融对较大肿瘤消融的可行性。

临床实践与研究显示，微波消融与射频消融治疗效果相近，各有特点，均已经被各大指南和规范推荐为肝癌消融治疗的标准治疗手段。

27.4 不可逆电穿孔消融术

IRE 是通过一系列电脉冲永久损害细胞膜脂质双分子层，致使细胞凋亡，促进人体免疫系统通过细胞吞噬作用清除凋亡组织，从而清除肿瘤组织。该技术具有组织消融选择性强、无热导效应、消融区边缘锐利及不损害邻近治疗区域动脉、静脉、周围神经、尿道或肝内胆管等重要结构的特点。由于其所具有的非热细胞消融的特殊模式、不影响胶原等支撑结构、允许消融组织区域健康组织再生、无瘢痕形成等重要特性，已在肿瘤临床治疗中受到广泛重视，并形成了较为成熟的治疗手段，简称纳米刀（Nanoknife）。

IRE 应用于肝脏肿瘤消融的成功率参差不齐。Cheung 等报道了采用 IRE 临床治疗 11 例肝细胞癌患者 18 个瘤灶，整体瘤灶完全消融率为 72%，而＜ 3 cm 的瘤灶完全消融率为 93%。Cannon 等报道了对 44 例邻近重要结构的肝脏恶性肿瘤实施 IRE 临床治疗，瘤灶完全消融率为 100%。术后随访观察 3 个、6 个、12 个月，整体局部瘤灶无复发率分别为 97.4%、94.6%、59.5%；而＜ 3 cm 瘤灶局部无复发率分别为 100%、100%、98%，未发生治疗相关死亡事件及后期胆道狭窄和门脉血栓等并发症。

虽然 IRE 在临床应用中已展现出良好的应用前景，但还是暴露出一些问题，如术中出现心律失常、肌肉收缩、气胸等。IRE 在治疗过程中可能出现严重的心律失常，与治疗电极和心脏的距离有关，室性心律失常大概在 25% 的病例中出现，治疗后患者收缩压可能一过性增加 20 ~ 30 mmHg。在实施 IRE 时，治疗对象往往会出现肌肉收缩的情况，其原因尚未完全明了。

IRE 消融范围较小，相比于射频微波没有优势，且费用昂贵，在国内还没有被广泛普及，尚需要大量的临床实践和研究来确立其在肝癌消融治疗中的地位。

（张耀军　整理）

28. 局部消融治疗不同介导方法的比较与应用

局部消融治疗多在影像学方法引导下经皮穿刺进行，常用的有超声、CT、MRI 引导，或者在腹腔镜引导下经皮穿刺进行。经皮穿刺消融治疗创伤小、恢复快，可在门诊进行，但是存在影像学显示不清、穿刺困难和伤及邻近脏器等风险。如在腹腔镜 / 开腹手术直视下进行，术中超声检查可发现更多术前没有发现的病灶，同时可以多方位进针，有利于穿刺和保护周围脏器，还可以阻断肝门、减少肝脏血流、增加消融范围、提高消融效果等，但是其创伤较大，恢复时间较长。下面对各种不同的介导方法逐一说明和比较。

28.1 经皮超声引导

经皮超声引导是目前文献报道的最常用的引导方法，其优点在于：①可实时监测整个穿刺过程，伤害最小，手术过程所需时间最少，可以在门诊进行；②穿刺准确：可根据消融过程中高回声区域的大小实时观察病灶消融情况；③术后恢复快，手术痛苦小，治疗后住院时间短，仅需 1～3 天，容易被患者接受；④对于超声能观测到的肿瘤，文献报道了肿瘤单次完全消融率高达 92.30%。但是，超声引导的缺点有：①存在超声盲区，如果肿瘤靠近膈顶或者病灶周围肠气较多，超声可能难以观察到肿瘤；②开机治疗后因产热导致局部微泡产生，对超声成像造成干扰从而影响穿刺的准确性，如果欲行多次、多针治疗常需先暂停治疗，待局部微泡消失后再行穿刺；③治疗观察到的超声影像与肿瘤是否完全坏死并没有联系。

准确的定位是射频消融治疗的关键，超声因肿瘤位置的关系，在声窗较差的情况下肿瘤显示困难，或者患者肝硬化较重时，肝硬化结节与小肝癌鉴别困难。为了克服这些困难，很多医院或中心也启用了新技术或设备，如人工胸腔积液或腹水，对改善声窗、更好地显示肿瘤是有用的。Minami 等报道了采用人工胸腔积液，实现肝癌消融后 96.4% 的完全坏死率。Rhim 等使用人工腹水，完全消融率也高达 96.0%。人工腹水能最大限度地隔开肿瘤消融区域与肠、膈肌等脏器，从而降低热损伤的风险。融合成像技术是超声引导下操作肿瘤显示困难时的一个有力工具，可预先获取患者的 CT 或 MRI 数据，经过格式转化后再实时地与超声探头同步融合图像。Lee 等通过这种图像融合技术，使超声显示困难的小肝癌（平均直径 1 cm）消融成功率达到了 100%。Song 等采用这种技术对术前检查超声无法探及的病灶重新进行准确定位后，对其中 53.3% 的患者进行了射频消融治疗。超声造影对于显示不清的病灶也有很大的帮助，特别是新型超声造影剂示卓安，还可呈现肿瘤血管显像之后的枯否相（类似于 Gd-EOB-DTPA MRI）。肝癌会在高回声背景中持续地显示无回声，利于辨认，而且维持时间可以在 2 小时左右，不仅有利于更加清晰地显示肿瘤部位，提高穿刺的成功率，而且也有助于实时判断肿瘤是否已经完全消融。

28.2 经皮 CT 引导

经皮 CT 引导较超声引导更直观，无盲区，穿刺也更准确，不受肠气干扰，创伤与经皮超声引导相近，完全消融率高。其缺点：①不能实时，穿刺时需反复多次扫描以确认射频针确实已经准确进入肿瘤，治疗过程耗时较长，特别是与超声引导相比明显较长；②因呼吸时肝脏随膈肌上下运动，导致不能准确穿刺；③不能实时观察穿刺过程及肿瘤消融情况，当肿瘤邻近大血管或大胆管时，有损伤肝内重要大血管或大胆管可能。相对于超声而言，CT 虽能更好地显示肿瘤的情况和射频针的位置，但是在搭建消融台架时需要花费很多的时间，对于肿瘤位置需要特殊角度入路者更加不方便，消融针固定也不太方便，尤其是消融浅表部位肿瘤时。CT 和超声可同时使用，优势互补。

28.3 经皮 MRI 引导

经皮 MRI 引导是目前较为少用的方法，主要限制是必须要有昂贵的开放式 MRI 及与 MRI 兼容的射频设备。与超声和 CT 比较，经皮 MRI 引导的优点：① MRI 组织分辨率较高，不受骨骼、脂肪和气体影响；②可显示膈顶等特殊部位及较小病灶，并具备任意方位成像能力；③可显示射频电极全长，准确反映射频电极与病灶的关系。消融治疗会导致组织出血及蛋白浓缩，消融灶边缘 T_1WI 呈清晰高信号，组织热损伤后产生脱水效应，使消融灶 T_2WI 呈低信号。采用 T_1WI 平扫可准确评价消融灶范围，原因在于消融后组织水肿，增强 CT 及超声造影均不能准确显示微小残留灶，而 T_1WI 上消融灶呈现典型同心圆信号，已消融肿瘤灶信号较低、位于中央，消融的正常肝组织信号较高位于周边，如消融不完全，则显示为高信号环未包绕低信号瘤灶。因此，MRI 对于消融治疗术后即时疗效评价极为重要，可避免短期内再次手术。

28.4 腹腔镜／开腹下消融

经皮腹腔镜引导适用于肿瘤位于肝表面，或者邻近胆囊、胃肠等，或者超声 /CT 显示不清或难以经皮穿刺者。腹腔镜直视下经皮射频消融创伤也较小，也符合微创的原则，并发症发生率及术后死亡率均较低，肿瘤完全消融率较高，患者恢复时间及手术时间介于经皮影像学引导下穿刺与手术直视下穿刺之间。其优点在于：①对于位于肝表面的肿瘤定位直观清楚，引导穿刺准确，可以在腹腔镜下直接实时观察肿瘤消融情况；②可发现术前未能被影像学发现的微小病灶；③对邻近肿瘤的器官如胆囊及胃肠道可以术中用器械推开以使其免受射频热量灼伤。其缺点是对位于肝实质深处的肿瘤，即使借助腹腔镜超声也较经皮超声更难定位。另外，如果患者有开腹手术史，会因腹腔内粘连较重而导致不能行腹腔镜下射频消融治疗。

开腹直视下消融治疗优点与腹腔镜下引导相似。但较之腹腔镜下引导，开腹直视下引导可以显露各个部位的肿瘤，从不同角度进行穿刺消融，还可术中阻断肝血流以增大消融的范围，并可同时一并切除肝脏肿瘤或者胃肠道的原发肿瘤。同时，对于手术后腹腔粘连患者也可在术中充分松解粘连后再行消融治疗，亦可借助术中 B 超对位于肝实质深处的肿瘤进行治疗。但是开腹手术创伤较大，使消融治疗失去了微创的优势，患者较难接受。

28.5 各种引导方式的选择

经皮超声引导适用于超声能够探测到的肝内所有肿瘤，尤其适用于肿瘤位于肝实质深处时。对于位于膈顶的肿瘤，在保证患者术中呼吸功能正常的情况下，人工注入一定量的胸腔积液可以推离挡住肿瘤显像的肺组织从而显现穿刺径路。CT 引导与超声引导适应证基本相同，当超声不能检测到肿瘤时，可选择 CT 或

MRI 引导下消融。腹腔镜引导下消融适用于肿瘤位于肝脏表面或边缘且无开腹手术史的患者。开腹直视下消融适用于手术之后肿瘤复发和在处理原发肿瘤（如原发于胃肠道的肿瘤）的同时对肝脏的转移灶进行消融及肝内多个肿瘤时切除较大肿瘤后对余下的较小肿瘤进行消融。一般认为应该根据病灶的具体情况选择合适的治疗途径，首选经皮途径，但是确实存在影像学显示不清、穿刺困难或者有伤及周围脏器之虞时，应该选择腹腔镜或开腹手术直视进行。

（张耀军　整理）

29. 射频消融治疗肝癌的最佳适应证

射频消融作为肝癌的主要根治性治疗方式之一，经过多年的发展，其疗效已得到多项研究的证实，并逐渐确立了其作为肝癌一线治疗方式的地位。更为重要的是，由于射频消融显著的微创优势，在某些临床情况下，更被认为是可取代手术治疗的第一选择。但射频消融的最佳适应证尚未完全明确，是目前研究的热点。既往观点认为，射频消融的适宜患者是单个肿瘤病灶≤ 5 cm或 3 个病灶≤ 3 cm、肝功能 Child-Pugh 改良分级评分为 A 级或 B 级的肝癌患者。但即使是同样的患者，射频消融治疗后的长期生存率波动仍较大。Lencioni 等报道了 206 例单个肿瘤病灶≤ 5 cm或 3 个病灶≤ 3 cm、肝功能 Child-Pugh 改良分级评分为 A 级或

B 级的肝癌患者，射频消融术后 5 年生存率为 41%，但对于单个病灶、肝功能 Child-Pugh 改良分级评分为 A 级者，术后 5 年生存率达 48%。日本学者 Tateishi 报道了射频消融治疗 664 例同类型肝癌患者后，5 年生存率为 54.3%。我们回顾性分析了 803 例肝癌射频消融术后长期生存率，其中原发性肝癌 672 例，结果显示按中国抗癌协会肝癌专业委员会 2001 年通过的肝癌临床分期为Ⅰa 期（单个最大直径 ≤ 3 cm）和Ⅰb 期（单个或两个最大直径之和 ≤ 5 cm）的患者效果最好，5 年生存率分别达到了 61.92%和 42.20%。因此探讨影响射频消融治疗肝癌疗效的因素，并寻找肝癌射频消融最佳适应人群是最合理和有效的方式。从已有的报道结果分析并结合临床实际，影响射频消融疗效的主要因素包括肿瘤病灶大小、肿瘤数目、肿瘤的位置、患者的肝功能状态及患者的一般状况。

肿瘤大小是诸多因素中最主要的影响射频消融疗效的因素之一，原因在于：①单次射频毁损的范围受局限。射频的热毁损范围为 3 ～ 5 cm，在肿瘤直径较小的情况下，单次热凝即可覆盖肿瘤及其边缘 1 cm；而较大直径的肿瘤，虽然可以根据数学模型精确计算反复多点毁损，但因在组织碳化或坏死过程中出现汽化干扰观察，难以准确定位，而且各个球形的毁损区间可能会留下无法重叠到的盲区，致使肿瘤毁损不彻底，使局部容易复发，影响最终疗效。②较大的肿瘤更有可能形态不规则，如果热凝仅局限于该肿瘤的大体部分，那么不规则的某个边缘可能存活肿瘤细胞。③较大肿瘤的消融会造成较重、较多的并发症。Livraghi 等在一项研究中指出，随着目标肿瘤直径的增大，完全消融坏死率急速下降，直径 ≤ 3.0 cm 时完全消融率 ≥ 90%，肿瘤直径介于 3.1 ～ 5.0 cm 时完全消融率为 71%，而肿瘤直径 > 5.0 cm 时完全消融率仅有 25%。因此直径 ≤ 3.0 cm 的肝癌患者是射频消融最佳的适应证。

　　肿瘤位置是选择射频消融的重要因素之一。临床上发现肿瘤邻近血管及其他重要组织或位于包膜下的肿瘤病灶射频消融治疗效果较差，中央型病灶效果较好。血液具有灌注调节冷却效应，治疗病灶邻近血流量大的血管时，射频消融产生的热量会被血液带走，使消融实际范围偏小，从而影响消融的效果，导致消融不完全，病灶残留。此外，射频消融治疗时为避免对邻近血管的损伤，有时无法遵从毁损范围覆盖肿瘤边缘 1 cm 的原则，致使治疗不彻底。此外，肿瘤邻近血管，癌细胞易侵袭血管，循血液转移可能也是引起肝内远处复发的因素。肿瘤位于肝包膜下是复发的又一危险因素。对于经皮射频消融治疗而言，肿瘤位于肝包膜下，为避免损伤邻近的器官、膈肌、腹壁等，热凝常不能完全覆盖肿瘤边缘 1 cm 的区域，致使治疗不彻底。

　　术前 Child-Pugh 改良分级评分是另外一个重要的影响肝癌射频疗效的因素。我国肝癌患者中大部分有 HBV 感染背景，合并肝硬化者比例很高，射频治疗时部分患者的肝功能已发展到失代偿期。Child-Pugh 改良分级评分与射频消融疗效相关，主要原因可能是：①很多患者合并严重的肝硬化，特别是 Child-Pugh 改良分级评分为 B 级的患者，射频消融术后可能死于肝硬化及其并发症，治疗的预后差，生存率低。②射频治疗会对患者的肝功能产生影响，分级差的患者行射频治疗时需避免对肝功能的过度损伤，治疗不能彻底。③肝癌合并肝硬化与肿瘤的多中心生长有关，容易复发。

针对以上影响因素，我们团队设计了一系列研究来明确射频消融的最佳适应人群。在一项包括 145 例肿瘤直径 ≤ 2.0 cm、Child-Pugh 改良分级评分为 A 级肝癌患者的研究中，发现射频消融的 5 年生存率及无瘤生存率均优于传统的手术切除，更为重要的是，射频消融的优势主要体现在治疗 ≤ 2.0 cm 的中央型肝癌上面。分析其原因，一是对于 ≤ 2.0 cm 的肝癌，射频消融可达到完全消融且能够保持足够的安全边距；二是对于中央型肝癌，相对于手术需要切除较多正常肝组织而言，射频消融存在着显著的微创优势，对大多数合并肝硬化的肝癌患者来说具有重要的临床意义。对于老年肝癌患者而言，除了肝癌的因素，其他因素也制约着肝癌现有治疗手段的应用及治疗效果。老年患者多合并基础疾病，经创伤性大的手术治疗后引起的并发症较多，直接影响预后。因此，射频消融的微创优势显得尤为重要。我们认为，对于 ≤ 2.0 cm、Child-Pugh 改良分级评分为 A 级的老年性肝癌，射频消融的整体疗效要优于手术切除。

以上结果提示，目前射频消融的最佳适应人群主要包括两类人群：①对于≤2.0 cm的中央型肝癌，射频消融可作为首选的治疗方案。②适用于以下情况的肝癌患者的根治性治疗：A.肿瘤≤3.0 cm；B.肿瘤位于肝脏深部；C.老年患者；D.身体情况不能接受手术切除者。

当然，我们所说的最佳适应人群指的是在多学科背景下，相对于手术切除、肝脏移植及血管介入、放射治疗等不同方法，射频消融所能体现的优势，而并非是射频治疗的适应证，事实上，随着射频消融设备的更新（包括微波消融）、各方面治疗技术的进步、临床经验的累积等，射频与微波消融是可以完全消融灭活5 cm左右的肝癌，使其达到根治标准。即使是较大的、7 cm以内的一些特定位置的中央型肝癌，也是能够通过射频联合TACE或者其他治疗手段，而达到接近根治的标准。

（彭振维　整理）

参考文献

1. LENCIONI R，CIONI D，CROCETTI L，et al. Early-stage hepatocellular carcinoma in patients with cirrhosis：long-term results of percutaneous image-guided radiofrequency ablation. Radiology，2005，234（3）：961-967.

2. TATEISHI R，SHIINA S，TERATANI T，et al. Percutaneous radiofrequency ablation for hepatocellular carcinoma. An analysis of 1000 cases. Cancer，2005，

103（6）：1201-1209.

3. 陈敏山，张耀军，李锦清，等 . 射频消融治疗肝脏恶性肿瘤的八年经验总结
（附 803 例报道）. 中华外科杂志，2007，45（21）：1469-1471.

4. PENG Z W，LIN X J，ZHANG Y J，et al. Radiofrequency ablation versus
hepatic resection for the treatment of hepatocellular carcinomas 2 cm or smaller：a
retrospective comparative study. Radiology，2012，262（3）：1022-1033.

5. PENG Z W，LIU F R，YE S，et al. Radiofrequency ablation versus open
hepatic resection for elderly patients（＞65 years）with very early or early hepatocellular
carcinoma. Cancer，2013，119（21）：3812-3820.

6. LIVRAGHI T，MELONI F，DI STASI M，et al. Sustained complete response
and complications rates after radiofrequency ablation of very early hepatocellular
carcinoma in cirrhosis：is resection still the treatment of choice? Hepatology，2008，
47（1）：82-89.

30. 射频消融与手术切除治疗肝癌的比较

手术切除一直是肝癌根治性治疗的标准方案，射频消融治疗对小肝癌体现出微创、高效的治疗效果，自然引发如何在两者中优化选择的问题。国内外多个中心都分别报道了肝癌射频消融的长期疗效。对于单个肿瘤病灶≤ 5 cm 或 3 个病灶≤ 3 cm、肝功能 Child-Pugh 改良分级评分为 A 级或 B 级的肝癌患者，射频消融术后 5 年生存率为 41.0%～58.6%，充分明确了射频消融在治疗符合上述标准的小肝癌中的效果。同时我们也发现，对于此类

小肝癌，射频消融的疗效媲美手术，基于其微创优势，足以挑战手术切除治疗肝癌的根治性标准地位。

关于手术和射频消融治疗小肝癌或早期肝癌的对照性研究已经很多，大多数回顾性研究和 Meta 分析显示，手术治疗能够获得较高的无瘤生存率，远期生存率好于或者与射频消融治疗相当。近期的回顾性研究虽然对临床数据进行了重新配对，但远不足以修正手术切除与射频消融治疗在临床实践选择上的偏差，因此，手术切除远期疗效好于射频消融是显而易见的。真实的比较仍然需要严格、高质量的临床随机对照研究来证实二者的优劣。

我们于 2006 年率先报道了国际上首个临床前瞻性随机对照研究，比较分析了肝切除术和射频消融治疗肝癌的效果。分析显示对于单个、直径 ≤ 5 cm 的肝癌，其生存率和无瘤生存率差别无显著意义：手术组和射频消融组 4 年生存率分别为 64.0% 和 67.9%，而 4 年无瘤生存率则分别为 51.6% 和 46.4%。研究结果提示对于单个的小肝癌，手术与射频消融具有同样的治疗效果，包括相同的无复发生存期，同时射频消融的花费和住院时间更优。目标人群同样是小肝癌的国内另一项随机对照研究显示，对于最大直径 ≤ 4 cm、肝功能 Child-Pugh 改良分级评分为 A 级或 B 级的肝癌患者，射频消融与手术切除治疗后，3 年总体生存率分别为 74.8% 和 67.2%，对应的 3 年无复发率分别为 61.1% 和 49.2%，射频消融与手术切除治疗在局部控制及长期疗效上无显著差异，然而射频消融组患者术后疼痛、并发症及住院时间却明显少于手术组，提示对于小肝癌的治疗，选择射频消融可能使患者的临床获益更多。2021 年日本学者报道了一个前瞻性、多中心、随机对照研究，比较了手术和射频消融作为一线治疗方案治疗原发性肝癌的疗效。结果表明对于肿瘤病灶 ≤ 3 个、直径 ≤ 3 cm、肝功能 Child-Pugh 改良分级评分 ≤ 7 分的患者，射频消融与手术切除治疗后 5 年总生存率分别是 70.4% 和 74.6%，而 5 年无复发生存率分别为 50.5% 和 54.7%，围手术期死亡率为 0。研究结论显示两种治疗方法安全可靠，并且长期生存率和局部控制率相近，这为射频消融治疗早期肝癌的疗效与手术切除相似提供了有力证据。而基于随机对照的荟萃分析也显示二者对于小肝癌具有相同的疗效。但射频消融的微创性仍是其相对于手术切除的优势所在。此研究从学术角度最终肯定了射频治疗小肝癌的疗效，奠定了射频消融治疗小肝癌的地位。

虽然在学术研究中，射频消融治疗小肝癌得到了充分的肯定，然而在临床实际操作中，我们发现并非所有类型的小肝癌患者都能够安全可靠地完成射频消融治疗。对于部分小肝癌患者，射频消融在治疗过程中风险较大，存在消融不完全或是消融边界不够的问题。如邻近大血管旁的病灶，由于血流的热流失的影响，肝癌病灶难以达到完全消融；肝包膜下的病灶，在治疗的过程中可能会导致肿瘤破裂和转移，同时还有可能造成肿瘤播散；而邻近胆管、肝外（如肠道、胃）器官的病灶，治疗后极易发生胆漏、胃肠穿孔等并发症，使患者处于高风险之中。另外，对于直径＞ 3 cm 的肝癌，由于射频消融范围有限，射频消融治疗后易致消融不完全、术后易局部复发、难以保证足够的"安全边界"。当然，近年来兴起的联合其他治疗方式的联合疗法被证实可以有效改善单纯射频消融对于较大肝癌消融范围不够的问题，如射频消融联合经皮无水乙醇注射、经肝动脉栓塞化疗术等。最近的一项荟萃分析（共纳入 25 篇文献）显示，对于符合米兰标准的肝癌患者，射频消融或微波消融和经肝动脉灌注化疗联合治疗与手术切除的总体生存率无显著性差异。另外，以往手术切除存在腹部切口创伤较大这一不足，然而，近年来腹腔镜肝切除术的成熟和普及，已经大大地减少了腹部切口创伤较大的不足。当然对于手术切除，同样存在各样的问题，如创面出血、肝硬化残肝不足、复发后再切除面对的粘连等。因此，在临床实际工作中，我们应该结合各自的优缺点，采取多学科的方式，合理选择射频消融还是手术切除，达到综合治疗的目的。总的来说，对于中央型肝癌或是合并并发症多的患者，射频消融更有优势；而对于外周性肝癌或肿瘤较大的肝癌患者，手术切除更有优势。

综合上述高循证医学研究证据及我们的经验，认为在选择射频消融或是手术切除时，应该在多学科团队讨论的基础上，遵循下列优先原则。

射频消融的优选标准：①中央型小肝癌（≤ 3 cm）；②术后复发性小肝癌（≤ 3 cm），如再次手术切除恐怕剩余的肝组织不多，此时射频治疗更为合适；③不宜手术切除、手术切除风险大，或者是肝功能欠佳的小肝癌（≤3 cm），射频治疗并发症少；④多发性小肝癌（≤3 cm），特别是分布在不同肝叶或肝段的病灶，手术切除范围广，易发生术后肝功能衰竭等并发症，射频治疗可最大限度地保留正常肝组织；⑤不能手术切除的肝癌（3～7 cm），可采取射频消融联合经肝动脉栓塞化疗等其他局部治疗方法。

手术切除的优选标准：①外周型肝癌，特别是位于包膜下，位置表浅，经皮射频治疗易伤及周围组织器官；②对于直径＞3 cm的病灶，手术治疗的彻底性好于射频治疗；③常规 B 超、CT 病灶定位困难，射频无法经皮引导治疗者；④无手术禁忌证的大肝癌。

需要强调的是，在给肝癌患者手术切除还是射频消融治疗建议时，医师需要遵循多学科治疗的"三要三不要"原则，以患者利益为重，结合医师自己的技术水平、能力和医疗资源，针对患者的个体情况，给出合理可行的治疗方案，保证患者利益的最大化，而不是以自己的一技之长，违反治疗原则，损害患者的利益。

（彭振维　整理）

中国医学临床百家

参考文献

1. PENG Z W, ZHANG Y J, CHEN M S, et al. Radiofrequency ablation as first-line treatment for small solitary hepatocellular carcinoma: long-term results. Ear J Surg Oncol, 2010, 36 (11): 1054-1060.

2. CHEN M S, LI J Q, ZHENG Y, et al. A prospective randomized trial comparing percutaneous local ablative therapy and partial hepatectomy for small hepatocellular carcinoma. Ann Surg, 2006, 243 (3): 321-328.

3. FENG K, YAN J, LI X, et al. A randomized controlled trial of radiofrequency ablation and surgical resection in the treatment of small hepatocellular carcinoma. J Hepatol, 2012, 57 (4): 794-802.

4. PENG Z W, ZHANG Y J, CHEN M S, et al. Radiofrequency ablation with or without transcatheter arterial chemoembolization in the treatment of hepatocellular carcinoma: a prospective randomized trial. J Clin Oncol, 2013, 31 (4): 426-432.

5. ZHANG Y J, LIANG H H, CHEN M S, et al. Hepatocellular carcinoma treated with radiofrequency ablation with or without ethanol injection: a prospective randomized trial. Radiology, 2007, 244 (2): 599-607.

6. IZUMI N, HASEGAWA K, NISHIOKA Y, et al. A multicenter randomized controlled trial to evaluate the efficacy of surgery vs. radiofrequency ablation for small hepatocellular carcinoma (SURF trial). J Clin Oncol, 2019, 37 (15 suppl): 4002.

7. KUDO M, HASEGAWA K, KAWAGUCHI Y, et al. A multicenter randomized controlled trial to evaluate the efficacy of surgery versus radiofrequency ablation for small hepatocellular carcinoma (SURF trial): analysis of overall survival. J Clin Oncol,

2021，39（15 suppl）：4093.

8. SHIN S W，AHN K S，KIM S W，et al. Liver resection versus local ablation therapies for hepatocellular carcinoma within the Milan criteria：a systematic review and meta-analysis. Ann Surg，2021，273（4）：656-666.

31. 射频与微波治疗肝癌的比较

　　射频消融与微波消融是国内外肝癌规范、指南和共识所推荐的局部消融治疗手段，相对于其他局部治疗手段其对肝癌的疗效较好，是目前肝癌的主要消融治疗方法。射频消融与微波消融都是通过高温来杀灭肿瘤的，但这两种消融技术在产热机制、消融范围及形状等方面存在一定的差异。

31.1 射频消融与微波消融的产热机制不同

　　射频消融工作原理：利用频率从 375 kHz 到 500 kHz 的射频设备（临床常用 480 kHz 和 500 kHz），由电极头端裸露的非绝缘部分与粘贴在体表的大的弥散电极间产生电流回路形成的交流电流使电极针周围的正负离子出现高速振荡和摩擦产热，从而使肿瘤细胞发生凝固性坏死。微波消融工作原理：频率 ≥ 900 MHz 的微波设备产生的电磁波（主要使用 915 MHz 与 2450 MHz 两种频率）使组织内存在的离子及极性分子蛋白质等高速振荡、摩擦碰撞而形成热能引起肿瘤细胞凝固性坏死。从上述作用机制可以看出两者频率不同，微波的频率千倍于射频频率，故单位时间内微波产热快，亦即微波热效率较高。另外，射频需依赖组织的导电性，但微波的传导不需依赖组织的导电性。在实际临床消融过程中，射频与微波消融各有不同的优势。

射频消融的优势：①有单针模式和多针模式，单针模式可有直针和多极针，最大的多极针展开后达到 5 cm，保证可消融直径 5 cm 左右近似球形的消融范围。多针模式则可以同时进行三根直针的消融，对于肿瘤较大者可采用多方位、多针、多点、多角度反复消融，以保证足够的治疗范围，并可根据肿瘤的形态来调整布针，以达到"适形消融"的效果。②通过阻抗调节整个消融治疗过程，避免能量过度输出或输出不足，从而保证了射频消融治疗的有效性和安全性。事实上阻抗调节远比温度调节合理，可准确地反映肿瘤是否完全消融坏死。③消融治疗时可监测温度，不需要另外插入测温针，便于操作过程中对温度的监控，保证在最大限度地杀伤肿瘤细胞的同时更好地保护邻近的重要组织器官，减少治疗相关并发症。④水冷技术克服了由于电极针周围组织温度过高发生炭化，从而增加阻抗导致的射频电流中断的难题，从而使肿瘤内沉积更多的能量，最大限度地杀死肿瘤。⑤为国际各大指南公认、应用最为广泛的热消融治疗手段。多项国内外研究均证实射频消融治疗技术成熟可靠，治疗效果令人满意，是目前主流的、最为普及的局部消融技术。

微波消融的优势：①对于同样体积凝固坏死范围所需时间，微波较射频消融时间短；②同一消融范围内微波产热的温度较射频高，其受灌注介导的热降效应的影响更小；③微波对组织的电传导性依赖较小；④微波能量传递更少，受呈指数上升的组织阻抗的影响；⑤同时应用数个微波能量源较少出现射频消融中的相互干扰现象，数个微波能量源可通过协同作用达到更大的消融范围；⑥微波并非电流产热，因此不受起搏器或金属手术夹子的限制。但微波的缺点也同样突出，其短时间产生的高热量是一把双刃剑，快速上升的组织温度使得其比射频更容易损伤邻近的结构，特别是不能直接测温监控，使得治疗过程中难以准确判断肿瘤何时达到完全消融，容易造成过度消融。另外，由于微波天线温度较高，如天线质量不良则有发生断裂而残留于体内的风险。

31.2 射频消融与微波消融治疗小肝癌的疗效比较

市面上有众多的射频、微波设备，要达到可以与手术切除疗效媲美的根治性消融，选用合适的消融设备是非常重要的。笔者认为好的消融设备应该具备 3 个条件：①单点消融范围大；②消融形状近似于肿瘤形状（多数呈球形）；③能实时监测与调控能量输出及组织温度。其中消融范围足够大是非常重要的，对于随呼吸不间断移动的肝脏来说，用叠加消融的方法可实现立体空间上的无缝隙覆盖，从而减少消融不完全，保证疗效。随着电极技术的不断进展，射频与微波设备也在不断改进之中，不同的射频与微波设备在消融范围与形状上是不同的，也不同程度地影响了射频与微波的疗效。因此我们需要以具体的、辩证的、发展的眼光比较射频与微波治疗肝癌的疗效。2002 年日本学者 Shibata 前瞻性比较了非水冷微波和多尖端伸展型射频治疗肝癌的疗效，射频组与微波组的完全消融率分别是 96% 和 89%，局部复发率分别为 8.3% 和 17.4%。2009 年 Ohmoto 回顾性研究了内冷却型射频与非水冷微波，射频组与微波组的局部复发率分别为 9% 和 19%，射频组 1 年、2 年、3 年和 4 年总生存率分别为 100%、83%、70% 和 70%，而微波组为 89%、70%、49% 和 39%。上述两位日本学者所用的微波电极均为非水冷微波，该种微波消融范围较小，平均消融直径为 2.2 cm×1.9 cm，故其治疗效果难以与多尖端伸展型射频及内冷却型射频匹敌。

随着微波消融技术的不断改进，通过水冷天线、改变微波天线结构、改进微波生成器等方式，明显克服了微波消融时间长、消融体积小等问题，临床所采用的微波设备所能达到的消融范围已明显超过早期设备。一项 II 期、单盲随机对照研究的初步结果显示，射频消融与水冷微波的 2 年局部复发率无统计学差异。另一项 III 期随机对照研究，通过对射频消融与冷却电极微波的比较，发现二者在治疗有效率、局部复发率、肝内肝外转移率、总体生存率和并发症发生率多个方面均无显著性差异。在 Zhang 和 Ding 的回顾性研究中，通过水冷微波与灌注型射频及内冷却型射频的比较，发现在完全消融率、局部复发率及总生存率方面均无显著性差异。Gupta 等对历年发表的微波与射频治疗肝癌的文献进行 Meta 分析（共 19 篇文献纳入分析），统计表明，在局部复发率和总生存率方面射频与微波无显著性差异。总体而言，射频消融的循证医学证据更为充分，疗效经过多项大型研究证实，是目前消融治疗的主流，而微波消融还需要更多、更大宗的临床研究来支持其在临床的推广应用。

需要注意的是，研究射频与微波消融治疗的差别，必须同时采用最新、最先进的设备进行比较。无论是采用最新的射频与早期的微波对比，还是采用早期老一代射频与最新的微波设备进行比较研究，都是不合理的，会造成研究结论的不公平和系统偏差。事实上，目前的最先进的射频与微波技术各有特长，治疗效果相差不大，均可以作为小肝癌主要的根治性微创治疗方式和一线治疗方法。因此，术者应根据肿瘤的大小、性质和位置，选择更适宜的消融方式，应尽可能选择技术上较为先进的射频／微波设备，减少因设备的不足而影响疗效的因素，特别是选用单点消融范围较大、消融形状近似球形的消融设备。同时，还要考虑到临床操作者的经验、耐心细致的操作及技术水平也是影响疗效的重要因素。

（彭振维　整理）

参考文献

1. DING J, JING X, LIU J, et al. Complications of thermal ablation of hepatic tumours：comparison of radiofrequency and microwave ablative techniques. Clin Radiol, 2013, 68（6）：608-615.

2. CUCCHETTI A, QIAO G L, CESCON M, et al. Anatomic versus

nonanatomic resection in cirrhotic patients with early hepatocellular carcinoma. Surgery, 2014, 155 (3): 512-521.

3. SHI J, SUN Q, WANG Y, et al. Comparison of microwave ablation and surgical resection for treatment of hepatocellular carcinomas conforming to Milan criteria. J Gastroenterol Hepatol, 2014, 29 (7): 1500-1507.

4. ZHANG X G, ZHANG Z L, HU S Y, et al. Ultrasound-guided ablative therapy for hepatic malignancies: a comparison of the therapeutic effffects of microwave and radiofrequency ablation. Acta Chir Belg, 2014, 114 (1): 40-45.

5. VIETTI VIOLI N, DURAN R, GUIU B, et al. Efficacy of microwave ablation versus radiofrequency ablation for the treatment of hepatocellular carcinoma in patients with chronic liver disease: a randomised controlled phase 2 trial. Lancet Gastroenterol Hepatol, 2018, 3 (5): 317-325.

6. YU J, YU X L, HAN Z Y, et al. Percutaneous cooled-probe microwave versus radiofrequency ablation in early-stage hepatocellular carcinoma: a phase III randomised controlled trial. Gut, 2017, 66 (6): 1172-1173.

7. GUPTA P, MARALAKUNTE M, KUMAR-M P, et al. Overall survival and local recurrence following RFA, MWA, and cryoablation of very early and early HCC: a systematic review and Bayesian network meta-analysis. Eur Radiol, 2021, 31 (7): 5400-5408.

32. 小肝癌放射治疗的可行性分析

32.1 放射治疗的临床应用概况

20 世纪 90 年代之前，由于影像设备、放射治疗技术的落后和对放射生物学认识的不足，放射治疗在肝癌的价值颇有争议。近年来，随着三维适形放射治疗（three-dimen-sional conformal radiotherapy，3D-CRT）、调强放射治疗（intensity-modulated radiotherapy，IMRT）、SBRT、质子重粒子治疗等精确放射治疗技术的广泛应用，放射治疗在肝癌的价值得到了重新认可并占据了日益重要的地位，但国内外不同指南对放射治疗的推荐仍存在分歧。

肝癌放射治疗的适应证比较广泛，可以作为根治性、综合治疗的一部分或姑息性治疗手段应用于不同分期的肝癌患者。然而，需要注意的是，目前国内外关于肝癌放射治疗的临床报道多为 I 、II 期前瞻性研究或回顾性临床资料，缺乏高级别的循证医学证据，因此需要大力开展前瞻性、多中心的随机对照临床研究，以更好地指导临床实践。

SBRT 是目前肝癌的主流放射治疗技术，定义为采用外照射技术，分 1 到数次，将放射治疗的高剂量精确投照到颅外体部肿瘤病灶上，从而使肿瘤受到高剂量而肿瘤周围正常组织受到低剂量照射的一种特殊放射治疗技术。SBRT 包含基于不同放射治疗设备的多种实现形式，如伽马刀、X 光刀、基于直线加速器

MLC 的方式等。与常规分割放射治疗相比，SBRT 的分次剂量高（5～20 Gy），分割次数少（1～6 次），靶区边缘的剂量跌落梯度更陡，因此具有更强的生物学效应，同时可以更好地保护正常器官，在原发性和转移性肝癌中均显示了满意的疗效和良好的安全性。

32.2 小肝癌的放射治疗

对于小肝癌患者，SBRT 是一种有效的局部治疗手段，尤其是对于不适合手术或射频消融治疗的患者，或不愿接受有创性治疗的患者，以及通过其他治疗后残留活性肿瘤或复发的患者。关于小肝癌 SBRT 的临床报道不断增多，文献显示 SBRT 治疗后 2～3 年的肿瘤局控率为 83.6%～100%，总生存率与手术或射频消融治疗相仿，≥ 3 度肝脏及消化道不良反应的发生率低于 5%。Sanuki 等的报道是迄今最大宗的病例研究，共入组 185 例初治小肝癌（肿瘤直径≤ 5 cm）患者，其中肝功能 A 级者 137 例，放射治疗总剂量为 40 Gy/5 次；肝功能 B 级者 48 例，总剂量为 35 Gy/5 次。研究结果显示，全组 3 年的局控率、生存率分别为 91% 和 70%；肝功能 A、B 级两组的局控率和生存率无明显差异，但肝功能 B 级者急性毒性反应的发生率较高。

目前关于 SBRT 治疗小肝癌的前瞻性报道多为单臂研究，未设立对照组。那么，SBRT 与射频消融的疗效孰优孰劣呢？密歇根大学医学中心的 Wahl 等 2016 年在 *JCO* 杂志上发表了研究结果，对 224 例不能手术的小肝癌患者进行了回顾性分析，其中射

频消融组 161 例，SBRT 组 63 例。选择射频消融的患者的肿瘤
直径大部分＜ 3 cm；选择 SBRT 的主要原因是肿瘤靠近血管或
者肠道，或射频消融难以准确定位，或消融后局部残留、复发。
结果显示，射频消融、SBRT 组的 2 年局控率分别为 80.2% 和
83.8%，无统计学差异。亚组分析显示，若肿瘤直径＜ 2 cm，两
组的局控率相似；若肿瘤直径≥ 2 cm，SBRT 组的局控率则显著
更高（*HR*=3.35）；射频消融和 SBRT 组≥ 3 度不良反应的发生
率分别为 11% 和 5%。尽管这是一项回顾性分析，但该结果首次
提示，SBRT 有可能替代射频消融成为小肝癌的一线治疗方式，
尤其是对于肿瘤＞ 2 cm 的患者。然而，2018 年来自美国国家癌
症数据库（National Cancer Database，NCDB）的 3684 例小肝癌
的分析显示，SBRT 组的疗效明显劣于射频消融组，5 年生存率
分别为 19.3% 和 29.8%。但需要注意的是，该研究中两组的基线
状态显著不均衡，可能影响结果的判断。2019 年来自日本的回
顾性分析共纳入 374 例小肝癌，倾向性评分匹配法分析显示射频
消融与 SBRT 的 3 年生存率相仿（69.1% *vs.* 70.4%），但射频消融
组的 3 年局部复发率显著高于 SBRT 组（20.2% *vs.* 6.4%）。随后，
2020 年基于亚太地区 7 家大型医院的多中心研究比较了 SBRT 与
射频消融的疗效，共纳入 2064 例小肝癌患者，1568 例接受射频
消融，496 例接受 SBRT。结果显示，SBRT 组的局控率显著优于
射频消融组，3 年局部复发率分别为 21% 和 28%。分层分析显示，
肿瘤直径 >3 cm、肿瘤位于膈下、介入后复发者，接受 SBRT 更

有优势。近年的多个荟萃分析亦支持 SBRT 在肿瘤局控方面的优势。

综上所述，多个回顾性对照研究显示，SBRT 与射频消融治疗小肝癌的总生存率相仿，但 SBRT 可获得更高的局控率。但是，上述研究的循证级别较低，因此尚不能断言 SBRT 与射频消融的疗效优劣，需要高级别循证研究的支持。笔者中心开展的 SBRT 对比射频消融治疗小肝癌的前瞻性对照研究正在进行中。

除外基于光子线的 SBRT，质子治疗肝癌亦取得了较大的进展。质子束的主要物理学特征是射线进入人体后形成尖锐的 Bragg 峰，即在入射坪区吸收剂量很小且相对保持恒定，而在射程末端却急剧升高，释放其最大能量。Bragg 峰具有能量依赖性，可根据肿瘤在体内的深度对 Bragg 峰的宽度进行调整，使质子束精准地定位在肿瘤靶区，以使肿瘤受到较高的照射剂量而尽量避免损伤正常组织，从而进一步提高治疗增益比。由于质子治疗设备庞大且昂贵、操作复杂，我国尚处于起步应用阶段，而日本、美国等国家在质子治疗方面的临床经验比较丰富。日本是最早报道肝癌质子治疗的国家，其研究显示无论肝肿瘤位置、大小、肿瘤血供和基础肝功能如何，质子放射治疗是安全有效的治疗方法。但是，当肿瘤邻近胃肠道时，质子放射治疗易导致胃肠道黏膜损伤和消化道出血。

最近，韩国国家癌症中心的 Park 教授报道了一项质子治疗与射频消融治疗复发性小肝癌的Ⅲ期、随机对照、非劣效性临床试验——APROH 研究，共入组 144 例患者，两组各 72 例。结果显示，质子治疗组与射频消融组的 2 年局部无进展生存率分别为 92.8% 和 83.2%，满足非劣性比较的标准。质子治疗组的 3 年、4 年局部无进展生存率亦不劣于射频消融组。质子治疗组最常见的毒性反应为放射性肺炎（32.5%）和白细胞减少（23.8%），无患者出现 4 级毒性反应或死亡。该研究提示，质子治疗的疗效不逊于射频消融，并且安全性较好，为复发小肝癌提供了新的治疗选择。

32.3 放射治疗的优化选择及注意事项

从现有研究结果来看，SBRT 或者质子治疗相对于消融治疗来说，在局部控制率方面具有一定的优势，但在长期生存率方面没有明显差异。在临床实际操作中，对于需要局部治疗的病例，我们应该结合每个病例的具体情况及放射治疗和消融治疗本身的优缺点，制定个体化的治疗方案。

相对于消融治疗，SBRT 或者质子治疗小肝癌具有以下优势：①定位精准。在 CT/MRI 的精准引导下，SBRT 很少存在治疗脱靶现象。②无侵入性操作。几乎是"无创"治疗，大多可以在门诊进行，特别适合有严重伴发病的患者。③在一定范围内，疗效受肿瘤大小、位置影响较小，特别是对于直径＞ 3.0 cm 的肿瘤，消融"不友好部位"（如重要脉管旁、膈下、肝包膜下、邻近周围脏器等部位），具有更大优势。④疗效和操作受既往治疗影响较小。如多次手术、介入、消融后残留病灶，疗效和操作几乎不受影响。但是 SBRT 或者质子放射治疗也存在不足：①设备和技术支持要求高。目前仅在较为大型的、专业的肿瘤放射治疗中心可以实施，尚难以普及应用。②不能重复治疗。特别是对于短期内复发，同一或邻近部位复发患者，难以再次放射治疗。③通常需要分两次住院，住院周期较长，治疗费用较高（特别是质子治疗）。④患者及家属接受度较低。⑤放射治疗对于肝脏的损伤是长期、不可逆的，放射治疗区域肝脏组织的萎缩对复发肿瘤的再次治疗特别是手术切除，存在不良影响。因此，对于接受放射治疗后肿瘤复发需要手术切除的患者，应特别注意评估放射治疗区域肝脏的萎缩情况及其对手术切除的潜在影响。

因此，对于需要局部治疗的病例，以下情况可以优先考虑 SBRT 或者质子治疗：①病灶＞ 3.0 cm，消融"不友好部位"（如重要脉管旁、膈下、肝包膜下、邻近周围脏器等部位）；②对于反复多次介入、消融后，局部残留活性肿瘤或者局部复发的患者，SBRT 可以作为消融治疗失败的"挽救性治疗"措施；③有严重并发症不能耐受消融治疗或者消融治疗风险大的病例；④拒绝"侵入性"和"创伤性"治疗的患者。

尽管 SBRT 具有局控率高、毒性低的优势，但治疗失败的主要原因仍然是肝内复发和远处转移。临床前基础研究显示，无论是同期还是序贯治疗，靶向药物如索拉非尼对肝癌细胞均具有放射增敏作用。理论上，放射治疗与靶向药物联合将有可能进一步降低肝内播散、肝外转移的概率，给患者带来生存获益。但目前国际上关于放射治疗与靶向药物联合应用的临床报道局限于回顾性分析和Ⅰ、Ⅱ期临床试验，尚无法得出肯定的结论。此外，近期研究数据表明，SBRT联合免疫治疗具有协同抗肿瘤作用，在晚期肝癌中显示出令人鼓舞的疗效，但临床数据有限，尚需要更多的研究和更长时间的随访来证实该联合方案的有效性。

（习 勉　张耀军　整理）

参考文献

1. SANUKI N，TAKEDA A，OKU Y，et al. Stereotactic body radiotherapy for small hepatocellular carcinoma：a retrospective outcome analysis in 185 patients. Acta Oncol，2014，53（3）：399-404.

2. WAHL D R，STENMARK M H，TAO Y，et al. Outcomes after stereotactic body radiotherapy or radiofrequency ablation for hepatocellular carcinoma. J Clin Oncol，2016，34（5）：452-459.

3. RAJYAGURU D J，BORGERT A J，SMITH A L，et al. Radiofrequency ablation versus stereotactic body radiotherapy for localized hepatocellular carcinoma in nonsurgically managed patients：analysis of the national cancer database. J Clin Oncol，2018，36（6）：600-608.

4. HARA K，TAKEDA A，TSURUGAI Y，et al. Radiotherapy for hepatocellular carcinoma results in comparable survival to radiofrequency ablation：a propensity score analysis. Hepatology，2019，69（6）：2533-2545.

中国医学临床百家

5. KIM N, CHENG J, JUNG I, et al. Stereotactic body radiation therapy vs. radiofrequency ablation in Asian patients with hepatocellular carcinoma. J Hepatol, 2020, 73（1）: 121-129.

6. FACCIORUSSO A, CHIERICI A, CINCIONE I, et al. Stereotactic body radiotherapy vs radiofrequency ablation for the treatment of hepatocellular carcinoma: a meta-analysis. Expert Rev Anticancer Ther, 2021, 21（6）: 1-8.

7. RIM C H, LEE H Y, KIM J S, et al. Radiofrequency ablation and stereotactic body radiotherapy for hepatocellular carcinoma: should they clash or reconcile? Int J Radiat Biol, 2021, 97（2）: 111-119.

8. KIM T H, KOH Y H, KIM B H, et al. Proton beam radiotherapy vs. radiofrequency ablation for recurrent hepatocellular carcinoma: a randomized phase III trial. J Hepatol, 2021, 74（3）: 603-612.

9. CHEN S W, LIN L C, KUO Y C, et al. Phase 2 study of combined sorafenib and radiation therapy in patients with advanced hepatocellular carcinoma. Int J Radiat Oncol Biol Phys, 2014, 88（5）: 1041-1047.

肝癌的介入治疗

33. 联合 PEI 或联合 TACE 可改善射频消融治疗 >3 cm 肝癌的疗效

　　射频消融通过高温来杀灭肿瘤，射频针产生的热量随距离增加而减弱，虽然目前射频单针可最大消融直径为 5 cm 左右的范围，但因受多个因素的影响，对较大的肿瘤仍难以保证百分百地有效灭杀。RFA 治疗肝癌的效果很大程度上取决于肿瘤的大小。Livraghi 等在一项研究中指出，随着目标肿瘤直径的增大，完全消融坏死率急速下降，直径 ≤ 3.0 cm 时完全消融率 ≥ 90%，肿瘤直径介于 3.1 ～ 5.0 cm 时完全消融率为 71%，而肿瘤直径 > 5.0 cm 时完全消融率仅有 25%。对于小肝癌（直径 < 3 cm），RFA 的安全性、有效性已经被多个临床研究所证实，得到广泛认可并被纳入多项国际指南。对于 3 cm 以下的肿瘤，单纯 RFA 已可以达到比较满意的疗效，RFA 联合其他治疗并不能显著延长患

者的生存时间。但对于 3 cm 以上的肝癌，单纯 RFA 的治疗效果仍不甚理想，不如手术切除，但对于不适合手术切除者，亦可考虑行 RFA 治疗，并且可通过联合其他治疗提高肿瘤的完全消融率，加强疗效。

TACE 联合 RFA 治疗肝癌可以达到加强治疗效果的目的。首先，TACE 可以通过栓塞药物堵塞肿瘤供血动脉，并且通过肝动脉 – 门静脉小交通支进一步堵塞门静脉，而血流的中断可以减少热量的流失，增加 RFA 的有效作用范围；其次，TACE 注入的化疗药物可在一定程度上起到杀灭目标肿瘤的作用；最后，TACE 可以对肝内可能存在的微转移灶起到治疗作用，降低早期复发率，从而延长生存时间。笔者团队进行了一项随机对照研究，将 189 名肿瘤 < 7 cm 的肝癌患者分为单纯 RFA 组和 TACE 联合 RFA 组。单纯 RFA 组仅接受 RFA 治疗，联合组先行 TACE，术中注入碘油和化疗药物，TACE 术后 2 周内进行 RFA 治疗。其随访结果显示，联合治疗组的 1 年、3 年、4 年无复发生存率为 79.4%、60.6% 和 54.8%，单纯 RFA 组的 1 年、3 年、4 年无复发生存率为 66.7%、44.2% 和 38.9%。两组的 1 年、3 年、4 年总生存率分别为 92.6%、66.6%、61.8% 和 85.3%、59%、45.0%。联合 TACE 治疗可将 4 年生存率提高大约 15%。除初治肿瘤外，TACE 亦可以加强 3 cm 以上复发性肝癌的 RFA 治疗效果。而笔者团队另一项研究证明了联合 TACE 可提高 RFA 治疗复发性肝癌的效果，其中的亚组分析结果显示，在 3.1 ～ 5.0 cm 的复发性

肝癌中，TACE 联合 RFA 的治疗优于单纯 RFA，在＜ 3 cm 的亚组中两组的生存率则无显著差异。亦有研究将 TACE 联合 RFA 治疗与手术切除的效果进行对比。Bholee 等回顾性地对比了 TACE 联合 RFA 和手术切除在治疗符合米兰标准的肝癌患者中的效果。其结果显示：TACE 联合 RFA 组的 1 年、3 年、5 年生存率为 94.6%、75.1% 和 55.3%，手术切除组分别为 91.2%、64.4% 和 47.7%，两者无明显统计学差异。进一步的亚组分析显示，无论是肿瘤＜ 3 cm 或者是介于 3 ～ 5 cm，两种治疗方法所取得的生存率相近。一项 Meta 分析显示，相对于单纯 RFA 治疗而言，TACE 联合 RFA 可以改善肿瘤＞ 3 cm 的肝癌患者的预后，而在肿瘤＜ 3 cm 的患者中，两者的差异却并不显著。尽管已有部分研究认为，TACE 联合 RFA 可以达到与手术切除相近的疗效，但其与手术切除的疗效对比尚未有明确的结论。TACE 联合 RFA 在可切除的、＞ 3 cm 的肿瘤的治疗选择中仍需慎重考虑。

与 RFA 相似，PEI 也被用于肝癌的微创治疗。但单一的 PEI 治疗效果已经被证实劣于 RFA，但是两者的联合可以提高肿瘤的控制率，从而达到延长生存时间的目的。PEI 利用无水乙醇在组织内的渗透作用，无论肿瘤的形态如何，都可以通过推注产生的压力使无水乙醇在肿瘤包膜内渗透和弥散，使肿瘤细胞凝固坏死。但无水乙醇的渗透和弥散，会受到肿瘤内纤维组织的阻隔，使部分肿瘤细胞逃脱无水乙醇的杀灭作用。因此，RFA 与 PEI 用于不同组织类型和不同形态的肿瘤的疗效不同，如两者结合治疗则可以互相补充，防止单一治疗中的肿瘤细胞漏脱。对于纤维成分较少的富血管型肿瘤，先注入无水乙醇，可以使肿瘤内的血流减慢，有利于射频毁损范围的增大和治疗时间的缩短，从而增强射频治疗的效果。笔者团队进行的一项前瞻性研究，对比了 PEI 联合 RFA 与单纯 RFA 在肝癌治疗中的作用。其结果显示两组之间的总体复发率无明显差异，但是联合治疗组的局部复发率更低。联合治疗组的 1～5 年生存率分别为 95.4%、89.2%、75.8%、63.3% 和 49.3%，而单纯 RFA 治疗组则分别为 89.6%、68.7%、58.4%、50.3% 和 35.9%，联合治疗组的生存率更优。同时，还根据肿瘤大小的不同进行亚组研究，进一步明确了联合治疗的最佳适应证。在 3.1～5.0 cm 亚组中，联合治疗组的总生存率显著高于单纯 RFA 治疗组，而对于 3 cm 以下或 5.1～7.0 cm 亚组，两组之间的生存率则无明显差异。

因此，对于肿瘤直径＞ 3 cm 的肝癌，不可耐受手术或者位于肝脏中央手术风险较大的患者，可考虑采用以 RFA 治疗为基础的联合治疗，在 RFA 前进行 TACE 或者 PEI 治疗。

（陈锦滨　整理）

参考文献

1. PENG Z W, ZHANG Y J, CHEN M S, et al. Radiofrequency ablation with or without transcatheter arterial chemoembolization in the treatment of hepatocellular

carcinoma：a prospective randomized trial. J ClinOncol，2013，31（4）：426-432.

2. BHOLEE A K，PENG K，ZHOU Z，et al. Radiofrequency ablation combined with transarterial chemoembolization versus hepatectomy for patients with hepatocellular carcinoma within Milan criteria：a retrospective case-control study. ClinTransl Oncol，2017，19（7）：844-852.

3. ZHANG Y J，LIANG H H，CHEN M S，et al. Hepatocellular carcinoma treated with radiofrequency ablation with or without ethanol injection：a prospective randomized trial. Radiology，2007，244（2）：599-607.

4. 周信达，汤钊猷，杨秉辉，等 . 1000 例小肝癌手术切除经验 . 中国实用外科杂志，2001，21（1）：41-44.

5. YAMASAKI S，HASEGAWA H，KINOSHITA H，et al. A prospective randomized trial of the preventive effect of pre-operative transcatheter arterial embolization against recurrence of hepatocellular carcinoma. Jpn J Cancer Res，1996，87（2）：206-211.

6. ZHOU W P，LAI E C，LI A J，et al. A prospective，randomized，controlled trial of preoperative transarterial chemoembolization for resectable large hepatocellular carcinoma. Ann Surg，2009，249（2）：195-202.

7. PENG Z W，GUO R P，ZHANG Y J，et al. Hepatic resection versus transcatheter arterial chemoembolization for the treatment of hepatocellular carcinoma with portal vein tumor thrombus. Cancer，2012，118（19）：4725-4736.

8. LUO J，PENG Z W，GUO R P，et al. Hepatic resection versus transarterial lipiodol chemoembolization as the initial treatment for large，multiple，and resectable

hepatocellular carcinomas: a prospective nonrandomized analysis. Radiology, 2011, 259（1）: 286-295.

9. ZHANG Y F, GUO R P, ZOU R H, et al. Efficacy and safety of preoperative chemoembolization for resectable hepatocellular carcinoma with portal vein invasion: a prospective comparative study. European radiology, 2016, 26（7）: 2077-2088.

10. NI J Y, LIU S S, XU L F, et al. Meta-analysis of radiofrequency ablation in combination with transarterial chemoembolization for hepatocellular carcinoma. World J Gastroenterol, 2013, 19（24）: 3872-3882.

34. TACE 不宜作为可根治切除肝癌的首选治疗手段

目前，手术切除、局部消融及肝移植被认为是肝癌的根治性治疗手段。在有机会根治的肝癌治疗策略制定过程中，手术切除为最常见的治疗方案，大部分情况下会首选手术治疗，而局部消融治疗可以部分替代手术切除和因供肝紧缺及费用昂贵等而无法广泛应用肝移植。对于早期肝癌，手术切除的 5 年生存率已经达到 60% ～ 70%，如 2001 年复旦大学附属中山医院报道的 1000 例小肝癌（＜ 5 cm）的 5 年生存率为 64.8%。对于病灶范围尚较局限的多发肿瘤或者大肝癌，有根治机会而进行手术切除者，其 5 年生存率也可达到 30% ～ 40%。而部分初诊即为中晚期或者局部晚期，如两个半肝均有病灶、合并门静脉癌栓等，因其一期手术无法切除，行 TACE 治疗后肿瘤有望降期，从而获得手术切除的机会。

可根治切除的肝癌，术前 TACE 治疗是否可以降低术后复发率、延长生存期呢？有学者认为术前 TACE 可以通过以下几个方面达到降低复发、延长生存期的目的：①术前 TACE 可以缩小肿瘤，降低手术切除难度；②术前 TACE 通过栓塞血管造成肿瘤坏死并降低术中肿瘤通过血管扩散的可能；③术前 TACE 有可能发现并治疗影像学未能发现的小病灶，从而调整手术策略，减少术后早期复发。然而，亦有人持反对意见，认为：① TACE 治疗并不能保证有效控制肿瘤进展，TACE 治疗后客观缓解率比较低，大约为 10%，术前 TACE 存在很大可能的术后肿瘤进展、扩散并丧失手术机会的风险；② TACE 可能造成肝脏局部缺血，在一定程度上造成肝功能损害，且 TACE 容易引起肿瘤与腹腔粘连，增加手术难度；③目前术前磁共振检查可发现几个毫米的肝内病灶，大大降低了肝内微小病灶的漏诊率，恰当的手术切除方案完全可以达到根治的目的。

早在 1989 年，就有日本学者分析了术前 TACE 在肝癌患者中的作用。其纳入的 31 例术前接受 TACE 的患者和 107 例仅接受手术切除的患者，总体复发率及长期生存率在两组间没有统计学差异。随后，还有更多的临床研究探索术前 TACE 在不同分期的肿瘤中的作用。

日本学者 Yamasaki 等将可手术切除的小肝癌（2～5 cm）患者随机分为术前 TACE 组和单纯手术组。接受术前 TACE 的患者，其 5 年无复发生存率和总生存率分别为 39.1% 和 62.7%，而单纯接受手术治疗的患者，5 年无复发生存率和总生存率分别为 31.1% 和 61.7%，两组间无统计学差异。而在接受术前 TACE 的患者中，TACE 术后的肿瘤坏死率对生存也无明显影响。我国周伟平等则对术前 TACE 在可切除的大肝癌（肿瘤 > 5 cm）中的作用进行了前瞻性研究。在术前 TACE 组的患者中，有 5 例（9.6%）患者因肝外转移和肝功能衰竭失去了手术机会且接受了术前 TACE，其平均手术时间长于对照组患者。其生存数据显示，术前 TACE 组的 1 年、3 年、5 年无复发生存率分别为 48.9%、25.5%、12.8%，对照组则为 39.2%、21.4%、8.9%；1 年、3 年、5 年生存率则分别为 73.1%、40.4%、30.7% 和 69.6%、32.1%、21.1%，两组间亦没有统计学差异。目前已有不同地区的学者针对术前 TACE 的作用进行类似的研究，且得出了相似的结论。

而对于伴有门静脉分支癌栓的可切除肝癌，不建议将 TACE 作为初始治疗方案。笔者团队的一项研究证明，对于可切除的合并门静脉癌栓的患者，接受 TACE 治疗为初始治疗者的总体预后差于接受手术切除为初始治疗的患者。手术治疗和 TACE 治疗的患者 1 年、3 年、5 年生存率分别为 42.0%、14.1%、11.1% 和 37.8%、7.3%、0.5%，特别是在 Ⅰ 型 / Ⅱ 型癌栓（门静脉局限于二级以上或门静脉一级分支，尚未累及门静脉主干）、肿瘤单发、直径 > 5 cm 的患者中，手术切除的优势更加明显。而在接受 TACE 的 402 名患者中，仅有 31 名患者最终接受了手术切除，

12 名接受了局部消融治疗。

因此，综合上述结果，笔者认为 TACE 不宜作为可根治性切除肝癌的首选治疗方案。术前经过血液学和影像学检查评估，考虑肿瘤可根治性切除、患者一般情况及肝功能可耐受手术时，应首选手术切除等根治性治疗方案。对于患者不愿意接受手术切除治疗或者肝功能不足以耐受手术切除的患者，可考虑将 TACE 作为过渡治疗，但一旦有手术切除机会，应该积极手术治疗，争取根治。而对于多发肿瘤或者合并门静脉癌栓的患者，应该根据肿瘤大小、肿瘤位置、癌栓情况个体化考虑是否行 TACE 治疗。对于不能达到根治性切除的肝癌，即使手术切除了，术后复发率也偏高，此时可考虑先做 TACE，然后根据疗效再进行多学科治疗。

（陈锦滨　整理）

35. TACE 与 HAIC 在新辅助治疗中的探索

手术切除是最常见的肝癌根治性治疗方案，目前尚未明确有效的新辅助方案可进一步提高治疗效果。对于明确可根治性切除的肝癌，多个临床研究均证实术前 TACE 无法提高疗效，且容易造成肝功能损害，延误手术时机。但对于肿瘤处于临界可切除状态者，或者是估计手术不能达到根治标准者，以及即使切除了术后复发率很高的肝癌患者，能否采用术前辅助治疗，也就是新辅助治疗提高疗效，一直是临床研究所关注的，可惜的是至今还没有一个方法被确认为有效。术前 TACE/HAIC 能缩小肿瘤，也许能在创造更好的手术条件方面发挥作用。因此，国内有不少学者摸索 TACE 与 HAIC 在肝癌新辅助治疗中的作用，期待能够减少手术后的复发，从而提高生存率，让患者获益。

中山大学肿瘤防治中心石明、罗俊等前瞻性比较了 TACE 和手术切除作为首次治疗肝癌（肿瘤 > 5 cm 并是多发肿瘤、尚可手术切除）的效果。结果显示，两组患者的生存率无显著差异。然而，在 83 例接受了 TACE 为初始治疗方案的患者中，有 29 例肿瘤反应良好。在这 29 例患者中，有 13 例接受了手术切除，其 1 年、3 年、5 年生存率分别为 92.3%、67.3% 和 50.5%，显著优于直接接受手术治疗的患者。尽管该研究主要结果显示采用 TACE 或者手术作为初始治疗方案在治疗效果上并无统计学差异，但其进一步分析提示我们，对于 TACE 反应良好的患者，术前 TACE 联合手术切除的治疗效果可能优于单纯手术切除。

而对于一些可切除的相对姑息的手术，如合并门静脉癌栓者，术前肿瘤存在微转移灶的可能性更高，术前 TACE 可能在一定程度上可以提高手术切除治疗效果。中山大学肿瘤防治中心郭荣平团队进行了一项前瞻性非随机的临床研究，探讨在合并门静脉癌栓的可手术切除的患者中，单纯手术切除与术前 TACE 联合手术切除的疗效差异。其结果显示联合术前 TACE 的患者总生存率更高。进一步根据癌栓类型进行亚组分析，对于术前癌栓在一级分支或者二级分支以上的患者，术前 TACE 仍然可以获益，而对于门静脉主干癌栓的患者，术前 TACE 对总生存率则无明显影响。因此，根据以上研究结果及临床经验，我们认为对于虽然能够手术切除但估计切除不彻底或者术后复发概率高的患者，如术前肿瘤多发、包膜不完整、边界不清、伴脉管癌栓，可考虑先行术前 TACE 治疗，再根据 TACE 治疗后 1 个月的复查情况，考虑是否行二期手术切除。而对于估计能够达到根治切除者，没有必要进行行术前 TACE 治疗。

近年来，以 FOLFOX 方案为基础的 HAIC 在中晚期肝癌的治疗中取得了令人惊喜的成果。中山大学肿瘤防治中心石明团队的研究结果显示，在大肝癌患者中，与传统 TACE 相比，HAIC 具有更高的肿瘤反应率（ORR：54.1% *vs.* 9.8%），且有更多的患者接受了手术切除（10/38 *vs.* 3/41）。中山大学肿瘤防治中心郭荣平团队的一项Ⅲ期 RCT 研究证实，新辅助 FOLFOX 方案 HAIC 可改善超出米兰标准的可切除 BCLC A/B 期肝细胞癌患者的结局。此研究是一项多中心、前瞻性临床试验，将超出米兰标准的可切除 BCLC A 和 BCLC B 期 HCC 患者按 1 ： 1 随机分配，208 例患者随机分配至肝切除术前接受新辅助 HAIC 组（n=104）或直接手术组（n=104），研究结果显示术前接受新辅助 HAIC 组 1 年、2 年和 3 年总生存率分别为 92.9%、78.6% 和 63.5%，直接手术组分别为 79.5%、62.0% 和 46.3%，术前接受新辅助 HAIC 组的 OS、PFS 均明显提高。这证明了对于超出米兰标准的可切除 BCLC A / B 期 HCC 患者，术前 2 个疗程的 HAIC 新辅助治疗可提高术后生存率。此研究结论无疑是肝癌新辅助治疗的一个重大进展，显示出术前新辅助 HAIC 治疗对潜在可切除的中晚期肝癌的有效性和可行性。这是由于以 FOLFOX 方案为基础的 HAIC 治疗能够获得更高肿瘤反应率，特别是针对大肝癌，其缩瘤率远较传统顺铂方案 HAIC 和传统 TACE 要高。另外，HAIC 治疗后的患者，没有 TACE 治疗后引起的腹腔组织粘连和肿瘤侧支血管形成所导致的手术出血增多，这为后续手术切除提供了便利。

因此，我们期待以 FOLFOX 方案为基础的 HAIC 治疗成为肝癌新辅助治疗的突破，从而提高肝癌的治疗效果，为可手术患者带来临床获益。

（陈锦滨　整理）

36. HAIC 的临床应用

HAIC 是将动脉导管置入到肿瘤供血动脉，通过动脉导管灌注化疗药物治疗肿瘤的方法。HAIC 相对于传统的系统化疗，其优势在于肿瘤局部高浓度化疗药物可以最大限度地发挥抗肿瘤作用，低浓度的全身性药物又可最大限度地降低其不良反应。与TACE 相比，HAIC 不采用栓塞剂，不会产生血管栓塞所导致的不良反应。

HAIC 最早于 2000 年被日韩所采用并报道，大多以单药顺铂方案和 FP 方案（顺铂＋氟尿嘧啶）为主。以顺铂为基础的

HAIC 化疗方案也被日本《肝癌诊疗指南》推荐为伴静脉癌栓肝癌的标准治疗，但其疗效不显著，临床应用不多。2013 年秦叔逵教授牵头的一项亚太多中心随机对照研究（EACH 研究）对比了奥沙利铂 + 亚叶酸钙 +5- 氟尿嘧啶（FOLFOX4 方案）与阿霉素全身化疗晚期肝癌患者的疗效与安全性。EACH 研究结果显示，FOLFOX4 方案全身化疗能够延长患者 PFS，提高 ORR，尽管研究总人群 OS 差异未达统计学意义，然而中国患者的亚组分析中 FOLFOX4 方案显示出明显的生存获益，因此 FOLFOX4 方案全身化疗被纳入中国《原发性肝癌诊疗规范》，成为具有中国特色的肝癌系统性治疗方案。

在此背景下，中山大学肿瘤防治中心赵明提出将 FOLFOX4 方案进行改良并运用于晚期肝癌患者的 HAIC 治疗中，得到令人惊喜的疗效，ORR 高达 40.8% ～ 47.8%。随后进行的研究比较了肝动脉灌注 FOLFOX4 方案化疗（FOLFOX-HAIC）和标准治疗索拉非尼的安全性和有效性。结果显示，在肿瘤负荷主要位于肝内的情况下 FOLFOX-HAIC 治疗反应率较索拉非尼高，中位生存时间可提高至 14.5 个月，优于索拉非尼，而不良反应率低于索拉非尼。中山大学肿瘤防治中心石明等也在肝癌患者中开展了前瞻性非随机对照研究，证明 FOLFOX-HAIC 相较于 TACE 可明显提高不可切除肝癌患者的 ORR（54.1% *vs.* 9.8%），且令更多患者通过转化获得手术切除机会（26.3% *vs.* 7.3%）。

方案的革新除了采用新的化疗方案，还在于每次行 HAIC 时都重新行肝动脉造影并置管于当时肿瘤主要负荷的供血动脉，能够更准确地实时调整给药部位。以前使用的植入性药盒导管系统虽然可以避免反复动脉穿刺，但实践中其常常导致血栓、感染、导管移位等一系列不良事件，相关不良事件发生率为7%～12%。而我们在HAIC实践中采用每次HAIC前重新穿刺置管方式，灌注结束移除导管，基本避免了上述植入性药盒导管系统相关不良事件。而且植入性药盒导管系统还存在导管位置不能调整、不能使用微导管、不能重复高压造影等缺点，而每次治疗的灌注靶区会随着肿瘤的坏死和新发病灶出现而不断变化。因此，现在一般要求每次行HAIC治疗时应该重新肝动脉置管，并行动脉造影以确认肿瘤的供血血管，再放置微导管以确保灌注靶区的精确性。每次灌注的时间为23小时或46小时，按照化疗药物的作用原理，必须严格每3个星期进行1次灌注才能保证治疗效果。

新方案提高了主要肿瘤接受化疗药物灌注的浓度，同时兼顾了安全性，形成了具有中国特色的FOLFOX-HAIC方案。目前的经验与临床研究表明，FOLFOX-HAIC方案在以下几个方面具有较好的效果和应用前景。

36.1 伴有门静脉癌栓肝癌患者的治疗

晚期肝癌多合并门脉癌栓，有研究表明即使合并了门静脉主干癌栓，部分患者仍然可以从TACE治疗中获益。但是，考虑到TACE对肝动脉的栓塞可能加重肝脏的缺血及胆道系统的损伤，对于合并门脉癌栓（甚至是门静脉主干癌栓）的患者能否行 TACE 治疗，仍有不少争议。而 HAIC 则不存在这方面的问题，没有栓塞的血管的作用也减少了肝脏缺血及胆道系统缺血的风险，即使合并癌栓也可以重复多次的治疗。最近的研究发现，对伴有门静脉主干或主分支癌栓的肝癌患者，HAIC 导致的肿瘤缓解率达 28% ～ 44%。关于 HAIC 治疗伴有门静脉癌栓的肝癌的安全性和有效性，已经积累了大量的临床证据。我国的肝癌治疗指南和日本肝病协会的指南也均推荐应用 HAIC 治疗伴有门静脉癌栓的肝癌。为了探究索拉非尼联合 HAIC 治疗肝癌伴门脉侵犯时的疗效和安全性，石明教授团队开展了随机、开放标签Ⅲ期临床试验。研究证明与单用索拉非尼相比，索拉非尼联合 HAIC 用于伴门脉侵犯的肝细胞癌患者，显著延长了总生存期，达 6.24 个月。联合治疗还显著改善了无进展生存时间和总缓解率，且索拉非尼联合 HAIC 的安全性良好，患者广泛可耐受。

有些专家认为，TACE 的原理源自肝脏的双重供血，而对于有门静脉癌栓的患者，其门脉供血已经严重受损，再实施栓塞可能导致正常肝组织也出现缺血损伤，其弊大于利。中山大学肿瘤防治中心另外一项大样本随机研究的结果显示 TACE 治疗晚期肝癌的主要生存受益来自于动脉化疗而非动脉栓塞。最近一项正在进行中的研究也显示，与 TACE 相比，采用较大剂量化疗药物的长时间肝动脉持续灌注治疗伴有门脉癌栓肝癌的疗效更显著，而不良反应则更轻微。这些证据提示 HAIC 可能更适合用于治疗伴有门脉癌栓的肝癌。中山大学肿瘤防治中心郭荣平教授、石明教授的前期研究结果发现，对合并门静脉癌栓的患者，HAIC 的疾病控制率超过 50%，接近 10% 原不可切除的肝癌患者经 HAIC 治疗后，肿瘤退缩获得手术切除的机会，部分患者术后病理结果提示完全缓解。这些研究充分说明，HAIC 在合并门脉癌栓晚期肝癌治疗领域大有可为。

36.2 转化治疗

随着临床研究的不断深入，愈来愈多数据显示 HAIC 治疗有着极佳的 ORR，从而使以 HAIC 为基础的转化治疗成为临床治疗和研究的热点。通过 HAIC 治疗，患者可更多、更快地获得转化后手术切除的机会，而且 HAIC 联合药物治疗也可大大地提高效果。

36.3 围手术期的应用

随着 HAIC 治疗的进一步应用，其在肝癌术前新辅助治疗和术后辅助治疗中的作用亦引起关注。对于超出米兰标准的肝癌，单纯手术治疗的预后仍不理想。既往术前新辅助治疗常用的 TACE 可能引起栓塞后综合征，治疗后炎症反应较重，可能增加后续手术难度和出血风险。基于 FOLFOX 方案的 HAIC 治疗摒弃了栓塞剂，产生的炎症反应较轻，是更为理想的术前新辅助治疗手段。最近笔者中心的研究初步结果显示，术前新辅助 HAIC 治疗超出米兰标准的 BCLC A/B 期肝癌，病理学完全缓解（pathologic complete response，pCR）率达到 10.1%，ORR 为

63.6%，疾病控制率（disease control rate，DCR）高达 96.0%；相比不接受新辅助治疗的患者，3 年 OS 从 46.3% 提高到 63.5%。对于存在高危复发因素的患者，术前新辅助 HAIC 治疗或许有助于降低术后复发及死亡风险。

对于合并复发高危因素（如肿瘤＞ 5 cm、子灶、MVI 等）的肝癌患者，需要进行术后辅助治疗已逐渐成为业界的共识。TACE 是目前高危复发肝癌患者较为广泛应用的辅助治疗方案。最新研究结果显示，在合并 MVI 的肝癌患者中，R0 切除术后行 2 个疗程辅助性 FOLFOX-HAIC 治疗，也可以明显降低复发率，延长生存期，且无明显的不良反应，患者耐受性和依从性良好。因此对于手术后发现有 MVI 的肝癌患者，术后辅助性 HAIC 治疗可能有助于降低术后复发风险及延长生存期。术后辅助性 HAIC 治疗建议在手术后 1 ～ 2 个月内进行。

36.4 HAIC 治疗的热点问题

HAIC 治疗相对于传统的 TACE，还没有被广泛认识，应用过程需要注意以下问题。

36.4.1 治疗人群的选择

虽然 HAIC 的疗效令人振奋，但依然有大量患者无法从 HAIC 中获益，主要是不能获得转化手术切除机会。中山大学肿瘤防治中心肝癌单病种团队结合自身经验及前期研究结果，总结出肝癌 HAIC 转化治疗优势人群的临床特征，提出肝癌 HAIC 转化治疗优选标准的"中肿标准"（SYSU Criterion）：①单发肿瘤，或多发肿瘤但位于肝脏一侧；②无门静脉主干或下腔静脉癌栓，无肝外转移；③美国东部肿瘤协作组（ECOG）功能状态评分（performance status，PS）为 0 ～ 1 分，Child-Pugh 改良分级评分为 A 级。中肿标准力求简洁扼要，容易记忆，为临床中快速甄别患者提供参考。对于超出中肿标准的患者并非不适合 FOLFOX-HAIC，只是通过该方案治疗后达到转化为根治性切除的可能性相对较低。今后，需要进一步针对优势 / 非优势人群的分子生物学特征进行探索，相关研究正在进行中。

36.4.2 药物方案的选择

以奥沙利铂为基础的 FOLFOX 方案（FOLFOX-HAIC）是目前国内的主流方案。具体方案为奥沙利铂 85 mg/m^2 或 130 mg/m^2 动脉滴注 2 ～ 3 h、亚叶酸钙 400 mg/m^2 或左亚叶酸钙 200 mg/m^2 动脉滴注 1 ～ 2 h、5- 氟尿嘧啶 400 mg/m^2 动脉推注后再续以 2400 mg/m^2 持续动脉灌注 23 h 或 46 h，每 3 周重复 1 次。

不同学者对于以上方案中奥沙利铂的剂量、5- 氟尿嘧啶推注是否保留及 5- 氟尿嘧啶持续灌注的维持时间长短等可能存在一定差异，以上差异是否会对其疗效及不良反应产生影响，尚有待观察研究。也有学者探索其他方案用于 HAIC，报道较为有限，疗效尚需观察。

FOLFOX-HAIC 必须每 3 周重复 1 次，不宜超过 4 周；每次均应重新行动脉造影、插管及固定等操作，如果肿瘤血供情况有变化，应重新置管于肿瘤的主要供血血管中，不推荐采用皮下植入输液港技术。

36.4.3 治疗效果的评估

　　肝癌 HAIC 治疗常规每 3 周重复 1 次，每 2 次 HAIC 治疗后复查影像学进行疗效评估。疗效评估首选 RECIST，建议行肝脏动态 MRI 检查和胸部 CT 扫描。目前研究结果认为，FOLFOX-HAIC 的中位显效时间为 4 个疗程，首次评价病灶没有明显进展的情况下，建议 HAIC 治疗维持至少 4 个疗程以上，如果在肝内病灶获得控制的同时肝外病灶进展，建议在维持 HAIC 治疗的基础上联合全身性药物治疗。

　　影响 HAIC 疗效的主要因素：①肝硬化程度 / 肝功能状态：肝功能差者，治疗不良反应大，疗效欠佳，因此建议选取肝功能 Child-Pugh 改良分级评分为 A 级的患者为宜；②肿瘤的体积和负荷量：肿瘤负荷过大，如超过 3/4 肝脏或合并多器官转移者，通常治疗效果欠佳；③门静脉 / 肝静脉 / 胆道系统有无癌栓；④肿瘤类型：单个的巨块型通常疗效较好，而弥漫型较差；⑤肿瘤供血动脉是否多来源；⑥是否接受过栓塞等影响肿瘤血供的治疗。

36.4.4 以 HAIC 为基础的联合治疗现状

　　依靠单一的治疗手段往往难以获得满意的疗效，多学科联合治疗是目前肝癌治疗的主要模式。以 HAIC 为基础的联合治疗包括 HAIC+ 全身性药物（靶向、免疫）、HAIC+TACE 等。

36.4.4.1 HAIC 联合系统性药物治疗

　　既往以顺铂为基础的 HAIC 联合靶向药物未能表现出明显获

益，而近期基于 FOLFOX 方案的 HAIC 联合靶向药物显示出明显的优势。研究结果显示 HAIC 联合索拉非尼在 OS、PFS、ORR 及手术转化率方面均明显优于单纯靶向药物治疗。

初步研究结果显示，在 HAIC 的基础上联合免疫治疗（主要是抗 PD-1/PD-L1 治疗），可以进一步提高 HAIC 的效果：中位 OS 从 14.6 个月提高到 18.0 个月，中位 PFS 从 5.6 个月提高到 10.0 个月，DCR 从 66% 提高到 83%。还有研究发现，对于局部晚期、潜在可切除的肝癌患者，采取 HAIC 联合 PD-1 的治疗方案，可实现更高的手术转化率。

HAIC 联合靶向和免疫治疗的三联方案也显示出良好的安全性和优异的疗效。研究结果显示，采取 HAIC+ 仑伐替尼 +PD-1 的三联方案治疗组较标准的单纯靶向药物仑伐替尼组获得了更长的 PFS（11.1 个月 *vs.* 5.1 个月），更长的 OS（未达到 *vs.* 11 个月），更高的 DCR（RECIST：90.1% *vs.* 72.1%），更高的 ORR（RECIST：59.2% *vs.* 9.3%）。此外，在三联方案治疗组中有 14.1% 的患者通过修订后实体瘤临床疗效评价标准（modified response evaluation criteria in solid tumor，mRECIST）评估疗效，获得了完全缓解。

36.4.4.2 HAIC 联合 TACE

对于肿瘤数目多且位于不同肝叶的患者，可采取 TACE 联合 HAIC 的治疗方案；如果肿瘤动脉为多血供来源，可以行 TACE 栓塞非主要供血动脉，HAIC 灌注主要供血动脉；如果肿瘤血供异常丰富，可先行部分栓塞（不完全去血管化），再联合 HAIC；多次 HAIC 后，仍残留部分活性肿瘤，可联合 TACE 进行栓塞治疗。中山大学肿瘤防治中心元云飞团队研究结果显示，对于不可切除的肝癌，TACE 联合 HAIC 的治疗方案较单纯 TACE 具有更高的手术转化率（48.8% *vs.* 9.5%），更高的 ORR（RECIST：14.6% *vs.* 2.4%），更长的 PFS（未达到 *vs.* 9.2 个月），更长的 OS（未达到 *vs.* 13.5 个月）。而 3、4 级不良反应发生率没有明显差异。

36.4.4.3 HAIC 联合放射治疗

对于合并 PVTT 的肝癌患者，HAIC 联合放射治疗可以进一步改善疗效，文献报道手术转化率为 13.5% ～ 26.5%，患者 OS 明显延长。建议在 HAIC 治疗控制肝内主要病灶的同时，可针对门静脉癌栓或部分肝外转移灶（如淋巴结、骨转移等）进行放射治疗。

越来越多研究采取了 HAIC 联合多种治疗手段（包括靶向药物、免疫治疗、消融治疗、放射治疗等）的模式，虽然组合方式各不相同，但均获得了不错的效果。总之，从已有的报道结果看，联合治疗大多是安全、可耐受的，严重不良反应发生率低。另外，联合治疗大多可以进一步提高短期疗效，但远期疗效还有待观察。因此，以 HAIC 为基础的联合治疗方案，有可能成为我国中晚期肝癌的主流治疗模式之一。

36.4.5 目前诊疗指南对 HAIC 的推荐

截止笔者撰稿时，HAIC 尚未被国际指南所推荐，但是根据近年来国内学者的大量研究成果，HAIC 以其独到的优势已被写入《原发性肝癌诊疗规范（2019 年版）》、2020 年版《中国临床肿瘤学会（CSCO）原发性肝癌诊疗指南》及中国抗癌协会肝癌专业委员会《原发性肝癌多学科综合治疗专家共识》。随着 HAIC 相关的多项研究结果相继在 2021 年美国临床肿瘤学会年会等重要场合被汇报，HAIC 将逐渐在肝癌诊疗的国际指南中占据一席之地，开启新的篇章。

（周仲国　整理）

37. HAIC 与传统 TACE 的比较与适用人群

TACE 一直是不能手术切除肝细胞癌首选的治疗手段，已经被国内外肝癌规范和指南所推荐，而 HAIC 是一个近年才逐渐被关注认可的肝癌介入治疗新方法。HAIC 通过药物方案的改进，其疗效得到提高，在某些方面优于传统的 TACE。那么同样是通过血管介入手段对肝癌进行的治疗，两者有什么不同？特别是在临床适应证选择方面，应该如何取舍呢？我们在此结合临床经验与研究进行讨论分析。

37.1 TACE 与 HAIC 的比较

TACE 的治疗原理是通过肝动脉灌注化疗药物和栓塞剂，是治疗晚期肝癌的常用手段。即便是伴有门脉主干或主分支癌栓的肝癌患者，TACE 导致的肿瘤缓解率也为 16.3% ～ 45%。

而 HAIC 的治疗原理是通过肝动脉长时间持续灌注大剂量化疗药物，且不应用栓塞剂，也是治疗晚期肝癌的一种常用手段，特别是其治疗伴有门静脉癌栓的肝癌也积累了大量的临床研究。在中国、日本和韩国肝病协会共识中，均推荐应用 HAIC 治疗晚期肝癌。

与 TACE 相比，HAIC 有如下优势：①相比 TACE 一次性给药，HAIC 可持续数天，可显著增加化疗给药总剂量，满足高肿瘤负荷所需剂量；②持续动脉灌注显著延长高浓度化疗药物的作用时间；③不用任何栓塞剂，杜绝了栓塞综合征和异位栓塞等不良反应的发生，具有安全性和有效性；④可对全肝肿瘤进行 HAIC 治疗。已有大量的 II 期临床试验证明针对进展期肝癌，HAIC 优于 TACE；针对不同浓度的 HAIC，高浓度的化疗优于低浓度的化疗。因此，针对肿瘤负荷较大的肝癌患者，HAIC 的疗效有可能优于 TACE。中山大学肿瘤防治中心石明主持的一项多中心大样本前瞻性随机对照研究，证明了 TACE 的疗效在更大程度上取决于动脉化疗而非动脉栓塞。所提出的优化 TACE 方案（三药联合化疗无栓塞颗粒）与传统方案（单药化疗加栓塞颗粒）相比，将患者的中位 OS 延长了 7 个月，并减少了严重不良反应的发生，该成果被肝肿瘤介入国际专家共识采纳。该研究从理论上明确了加强动脉化疗可显著提高疗效。石明在 2020 年欧洲肿瘤内科学会大会上公布了一项前瞻性队列研究结果，研究显示采用 FOLFOX 化疗方案的 HAIC 治疗大肝癌取得了 46% 的肿瘤反应率，而同期的 TACE 治疗的肿瘤反应率仅有 18%。在转化方面，HAIC 组有高达 24% 的患者肿瘤缩小后成功实施了根治性切除术，而 TACE 组只有 12%。此外，HAIC 组较 TACE 组延长了 7 个月的中位 OS，严重不良反应发生率也显著低于 TACE 组。这表明与 TACE 相比，HAIC 的不良反应明显更轻微。我们的另一项前期研究显示，对于 TACE 后进展的大肝癌，改用 HAIC 治疗仍可取得较好疗效，其中部分肿瘤显著缩小后，实施了根治性手术切除。此外，日本一个前瞻性研究显示，对于早期肝癌，HAIC 比 TACE 更能明显改善预后。上述前期研究提示：与 TACE 相比，采用 FOLFOX 化疗方案的 HAIC 治疗肝癌或具有更佳的有效性和安全性。

但是，对于血供丰富、有破裂风险或者已经破裂的肝癌患者，联合栓塞药物更能快速地达到控制或预防出血的积极作用。此外，仍有较多的学者认为 HAIC 只能提高肿瘤供血肝动脉的局部药物浓度，而经肝动脉灌注携带化疗药物的碘化油，更能促使化疗药物趋向性地进入肿瘤内血管，缓慢释放而持续发挥作用。超液态碘化油能在肿瘤内停留超过 1 年以上，从而起到了持续化疗作用，有助于提高患者的生存率。

37.2 两种方法的选择与合理使用

TACE 与 HAIC 同是经血管介入治疗方法，均为不可切除肝癌的主要治疗方法，均被国内外指南共识认可推荐，TACE 的地位毋庸置疑，尤其是对于血供丰富的肿瘤，其近期疗效确切。但如前所述，栓塞药物的使用可能加重健肝缺血或胆道损伤，以及异位栓塞的并发症发生风险，因此难以反复使用。HAIC 经中山大学肿瘤防治中心的改进，采用了以奥沙利铂为主的 FOXFOL 化疗方案，每 3 周 1 次，每次重新造影、重复置管以提高药物灌注的精准性，大大提高了疗效，但作为一个新的治疗方法，被广泛认可需要一定的时间。HAIC 属于局部化疗，按照化疗药物动力学原则，需要严格每 3 周定期进行 1 个疗程的治疗，多次化疗对于肝功能仍然是一个重大的考验，因此，HAIC 治疗最好在肝功能良好即肝功能 Child-Pugh 改良分级评分为 A 级的患者中应用才能更好地获益。

笔者认为 HAIC 相对于传统的 TACE 具有一定的优势，在以下情况可以优先应用。

（1）对于有转化治疗机会的中晚期肝癌，HAIC 相对于 TACE 的最大优势在于能够更多、更快地缩小肿瘤，从而获得二期手术切除的机会。中山大学肿瘤防治中心肝癌单病种团队结合自身经验及前期研究结果，总结出肝癌转化治疗优势人群的临床特征，提出肝癌转化治疗优选标准的"中肿标准"（SYSU Criterion）：①单发肿瘤，或多发肿瘤但位于肝脏一侧；②无门静脉主干或下腔静脉癌栓，无肝外转移；③ ECOG PS 评分为 0 ～ 1 分，Child-Pugh 改良分级评分为 A 级。如果符合中肿标准而进行 HAIC 治疗，患者转化率可达 70% 左右。

（2）有肉眼癌栓的肝癌进行 TACE 治疗的疗效一般，有证据证明采用 HAIC 疗效较好。

（3）肿瘤巨大、直径超过 7 cm 以上，甚至更大的肿瘤，TACE 难以完全栓塞，此时 HAIC 有一定的优势。

（4）新辅助治疗：郭荣平团队研究结果显示采用 FOLFOX-HAIC 进行新辅助治疗可提高超出米兰标准的 BCLC A/B 期肝细胞癌患者的切除术后生存率。

（5）有些介入专家认为，HAIC 只能用于 TACE 失效后的二线治疗，但目前仍没有研究显示出充分的临床证据。

显然，同是血管介入治疗的 HAIC 与 TACE 在肝癌治疗适应证上有不少重叠，如何在两者之间取舍，目前仅有中山大学肿瘤防治中心的数据，循证医学证据还不是十分充分，需要更多的中心开展研究，以便有更多的临床实践和更多的研究去证实和肯定。我们在临床治疗实践中亦发现 HAIC 与 TACE 治疗肝癌各有所长，中山大学肿瘤防治中心就有将两者联合起来的临床尝试。元云飞与李斌奎团队提出了在 HAIC 的基础上联合传统 TACE（cTACE）治疗（cTACE-HAIC 疗法）的方法，并在临床实践中应用，将临床数据进行回顾性分析比较 cTACE-HAIC 与 cTACE 治疗潜在可切除肝癌患者 83 例，结果显示 cTACE-HAIC 组患者手术转化率及 PFS 均优于 cTACE 组，因此认为 cTACE-HAIC 是肝癌转化治疗的更优选择。于是他们继续开展了 cTACE-HAIC 对比 HAIC 的前瞻性研究，结果值得期待。

中晚期肝癌无论选择 HAIC 还是 TACE，都应在多学科团队和多学科治疗基础上，这样才能保证肝癌患者的治疗效果。无论选择 HAIC 还是 TACE 都要求避免单一的反复治疗，在多学科团队基础上，针对 HAIC/TACE 治疗后情况，及时合理地选择下一步的治疗方法，如二期手术切除、补充局部消融治疗、联合药物治疗等。在治疗过程中还需要注意行必要的抗病毒治疗和护肝治疗。反复多次 HAIC/TACE 常常导致患者肝功能的损害，需要特别注意。

总之，HAIC 治疗在中晚期肝癌中显示出良好的应用前景，期望此方法能够与 TACE 协调联合，以提高不能手术切除肝癌的治疗效果。

（周仲国　整理）

参考文献

1. JOHNSON P J. Systemic chemotherapy of liver tumors. Semin Surg Oncol，2000，19（2）：116-124.

2. QIN S，BAI Y，LIM H Y，et al. Randomized，multicenter，open-label study of oxaliplatin plus fluorouracil/leucovorin versus doxorubicin as palliative chemotherapy in patients with advanced hepatocellular carcinoma from Asia. J Clin Oncol，2013，31（28）：3501-3508.

3. LAU W Y，YU S C，LAI E C，et al. Transarterial chemoembolization for hepatocellular carcinoma. J Am Coll Surg，2006，202（1）：155-168.

中国医学临床百家

4. LYU N, LIN Y, KONG Y, et al. FOXAI: a phase II trial evaluating the efficacy and safety of hepatic arterial infusion of oxaliplatin plus fluorouracil/leucovorin for advanced hepatocellular carcinoma. Gut, 2018, 67（2）: 395-396.

5. IKEDA M, OKUSAKA T, FURUSE J, et al. A multi-institutional phase II trial of hepatic arterial infusion chemotherapy with cisplatin for advanced hepatocellular carcinoma with portal vein tumor thrombosis. Cancer Chemother Pharmacol, 2013, 72（2）: 463-470.

6. LIN C C, HUNG C F, CHEN W T, et al. Hepatic arterial infusion chemotherapy for advanced hepatocellular carcinoma with portal vein thrombosis: impact of early response to 4 weeks of treatment. Liver Cancer, 2015, 4（4）: 228-240.

7. NOUSO K, MIYAHARA K, UCHIDA D, et al. Effect of hepatic arterial infusion chemotherapy of 5-fluorouracil and cisplatin for advanced hepatocellular carcinoma in the Nationwide Survey of Primary Liver Cancer in Japan. Br J Cancer, 2013, 109（7）: 1904-1907.

8. SONG DO S, SONG M, BAE S, et al. A comparative study between sorafenib and hepatic arterial infusion chemotherapy for advanced hepatocellular carcinoma with portal vein tumor thrombosis. J Gastroenterol, 2015, 50（4）: 445-454.

9. KUDO M, MATSUI O, IZUMI N, et al. JSH consensus-based clinical practice guidelines for the management of hepatocellular carcinoma: 2014 update by the Liver Cancer Study Group of Japan. Liver Cancer, 2014, 3（3/4）: 458-468.

10. SHI M, LU L, FANG W, et al. Roles played by chemolipiodolization and embolization in chemoembolization for hepatocellular carcinoma: single-blind,

randomized trial. J Natl Cancer Inst, 2013, 105（1）: 59-68.

11. LUO J, GUO R, LAI E, et al. Transarterial chemoembolization for unresectable hepatocellular carcinoma with portal vein tumor thrombosis: a prospective comparative study. Ann Surg Oncol, 2011, 18（2）: 413-420.

12. TSAI W L, LAI K H, LIANG H L, et al. Hepatic arterial infusion chemotherapy for patients with huge unresectable hepatocellular carcinoma. PLoS One, 2014, 9（5）: e92784.

13. DE BAERE T, ARAI Y, LENCIONI R, et al. Treatment of liver tumors with lipiodol TACE: technical recommendations from experts opinion. Cardiovasc Intervent Radiol, 2016, 39（3）: 334-343.

14. ISHIKAWA T, KUBOTA T, ABE S, et al. Hepatic arterial infusion chemotherapy with cisplatin before radical local treatment of early hepatocellular carcinoma（JIS score 0/1）improves survival. Ann Oncol, 2014, 25（7）: 1379-1384.

15. YE J Z, CHEN J Z, LI Z H, et al. Efficacy of postoperative adjuvant transcatheter arterial chemoembolization in hepatocellular carcinoma patients with microvascular invasion. World J Gastroenterol, 2017, 23（41）: 7415-7424.

16. SUN J J, WANG K, ZHANG C Z, et al. Postoperative adjuvant transcatheter arterial chemoembolization after R0 hepatectomy improves outcomes of patients who have hepatocellular carcinoma with microvascular invasion. Ann Surg Oncol, 2016, 23（4）: 1344-1351.

38. HAIC 在肝癌转化治疗中的应用

在我国肝癌患者的首次治疗方法中手术切除的比例 < 30%。有研究结果显示中晚期肝癌经转化治疗后肿瘤缩小，二期行手术切除或肝移植术后 5 年生存率为 24.9% ～ 57.0%，与可切除患者行根治性切除术后 5 年生存率（30% ～ 60%）相当。由此可见，转化治疗可将不能手术切除的肝癌转化为可手术切除的肝癌，从而提高患者的生存率，因此，转化治疗成为近年来肝癌治疗与研究的热点。

38.1 转化治疗的定义

近年来，各种治疗手段的进步尤其是药物治疗效果的不断提升，转化治疗的成功率不断提高，成为肝癌诊疗领域的热门话题。传统观点认为，将不可手术切除的肝癌转化为可手术切除的肝癌就是转化治疗，而近年来有些学者提出将原来只能行姑息切除的肝癌转化为可根治性切除也应该属于肝癌的转化治疗。

38.2 转化治疗的途径

"转化"的内涵包括几个方面：首先是肿瘤体积的退缩，直接影响后期手术的安全性及可行性，肿瘤的缩小使根治性切除成为可能；其次，残余肝体积的大小也是围手术期安全评估的重点；最后，肝肾功能状态能否接受转化治疗，包括肝炎病毒的控制等都属于转化治疗的组成部分。

38.3 常用的转化治疗可行方案

常用的转化治疗可行方案：①以 ALPPS 为代表的外科方案。ALPPS 即联合肝脏分隔和门静脉结扎的二步肝切除术，通过一期手术，离断肿瘤侧的门脉血供，促使健侧代偿性增大，保证了足够的残余肝体积，从而再进行二期手术切除。②以 HAIC 为主的介入治疗方案。③全身性药物治疗应用的转化治疗方案。随着新的靶向药物和免疫检查点抑制剂的治疗效果不断提高，越来越多的临床研究证实了靶向联合免疫治疗在肝癌转化治疗中的巨大应用价值。

38.4 以 HAIC 为主的转化治疗方法

一直以来，TACE 是以往治疗不可切除肝癌的标准手段。但是对于肿瘤直径＞ 10 cm 的患者，TACE 的疗效并不令人满意，且治疗次数增多后，肝功能损害及栓塞相关不良事件发生的风险也相应增加。更为重要的是，TACE 治疗后的转化率偏低。近年来笔者中心在 HAIC 治疗中晚期肝癌领域取得了进展，发现 HAIC 相对于传统的 TACE 和索拉非尼治疗，可更多、更快地缩小肿瘤体积，以获得二期手术切除的机会。

HAIC 治疗采用持续给药方式，一方面，明显增加了化疗药物的总剂量，延长了高浓度化疗药物的作用时间，可取得更好的缩瘤效果；另一方面，由于不使用栓塞剂，杜绝了栓塞综合征及异位栓塞等不良事件的发生，也避免了由于肿瘤炎症渗出导致的周围组织粘连，为二期手术切除提供了更为有利的条件。

因此 HAIC 作为转化治疗手段相比传统 TACE 可能有更为明显的优势。石明教授团队针对不可切除的早中期大肝癌（肿瘤最大径 ≥ 7 cm）患者开展了 FOLFOX-HAIC 对比 TACE 的 Ⅲ 期前瞻性随机对照研究，现有数据分析显示 FOLFOX-HAIC 组患者的 OS 较 TACE 组患者明显延长（23.1 个月 *vs.* 16.07 个月），治疗相关严重不良事件发生率也较低（19% *vs.* 30%），FOLFOX-HAIC 组经转化治疗后接受根治性手术切除的比率也明显提高（23.8% *vs.* 11.5%）。该研究进一步证实了 FOLFOX-HAIC 作为肝癌转化治疗手段的价值，与传统 TACE 相比，其优势体现在：①转化率更高；②不良反应发生率较低；③对后续手术操作影响小；④易操作，易普及。笔者中心赵明教授牵头的一项多中心 RCT 研究显示，HAIC 治疗的 ORR 明显高于索拉非尼（27.6% *vs.* 3.4%）。另一项回顾性研究也发现，HAIC 治疗的 ORR 较索拉非尼具有明显优势（mRECIST 标准：47.8% *vs.* 9.1%），HAIC 治疗组中 26.1% 的患者实现了降期，从而有机会接受局部治疗。

HAIC 在肝癌治疗领域表现出较好的疗效，尤其是较高的 ORR，使得肝癌转化治疗成为可能。近年来，肝癌药物治疗研究频传喜报。新的有效的靶向药物不断出现，免疫治疗也大大提高了药物的疗效。那么以 HAIC 为基础，联合药物或其他治疗方式能否使晚期肝癌患者获益更大，从而有更多获得手术切除的机会？

在石明教授主持的一项针对合并门静脉侵犯较为晚期的肝癌患者的 RCT 研究中，将 HAIC 联合索拉非尼与索拉非尼单药治疗进行比较，结果显示联合治疗组的总有效率显著优于索拉非尼单药治疗，而且联合治疗组有 12.8% 的患者在治疗后降期，并接受了根治性手术切除，其中 3 例患者获得了 pCR。笔者团队也在进行一项前瞻性非随机对照 II 期临床研究。该研究纳入局部晚期、潜在可切除的肝癌患者（肿瘤局限于半肝并侵犯门静脉分支），将其非随机分入联合组（信迪利单抗联合 HAIC 即 FOLFOX 方案）和单纯 HAIC 组。初步结果显示，手术转化率为 65.4%（17/26）。该研究结果证明，联合组治疗晚期肝癌安全、有效，对于局部晚期、潜在可切除的肝癌患者可实现较高的手术转化率。石明教授的回顾性研究也显示：与仑伐替尼单药治疗相比，仑伐替尼联合特瑞普利单抗和 HAIC 治疗可以获得更高的 ORR 和更高的转化切除率（12.7% *vs.* 0）。而中山大学肿瘤防治中心的顾仰葵教授另外一项单中心真实世界研究结果显示：对于 6 例晚期肝癌患者，使用阿帕替尼、特瑞普利单抗、HAIC（FOLFOX 方案）联合治疗，根据 mRECIST，3 例完全反应，3 例部分反应。这些研究提示：HAIC 相比于传统的 TACE 和索拉非尼治疗具有较高的疗效和手术转化率，联合系统治疗比局部治疗可获得更高的抗肿瘤活性，从而使更多的患者获得转化切除的机会。

此外，中山大学肿瘤防治中心元云飞教授课题组创新地将 TACE 和 HAIC 联合，作为另外一种转化治疗的方案，进一步提高了转化率，达 48.8%。

虽然 FOLFOX-HAIC 作为转化治疗较传统方法有明显优势，但其对不可切除肝癌的总体转化成功率仍不足 30%，亟待探索其治疗的优势人群。中山大学肿瘤防治中心肝癌单病种团队结合自身经验及前期研究结果，总结出肝癌转化治疗优势人群的临床特征，提出肝癌转化治疗优选标准的"中肿标准"（SYSU Criterion）。该标准力求简洁扼要，容易记忆，为临床中快速甄别患者提供了参考。超出该标准的患者并非不适合 FOLFOX-HAIC，只是通过该方案治疗后达到根治性切除的可能性相对较低。而即使符合该标准的患者，也有部分难以达到预期的转化结果。今后，需要进一步针对优势 / 非优势人群的分子生物学特征进行探索，相关研究正在进行中。

诚然，在肝癌整体治疗中，转化治疗的最终目标不只是转化，而是期望通过提高切除率进一步提高生存率。

（周仲国　整理）

参考文献

1. ZHOU M，WANG H，ZENG X，et al. Mortality，morbidity，and risk factors in China and its provinces，1990-2017：a systematic analysis for the Global Burden of Disease Study 2017. Lancet，2019，394（10204）：1145-1158.

2. PARK J W，CHEN M，COLOMBO M，et al. Global patterns of hepatocellular carcinoma management from diagnosis to death：the BRIDGE Study. Liver Int，2015，

35（9）：2155-2166.

3. LAU W Y, LAI E C. Salvage surgery following downstaging of unresectable hepatocellular carcinoma--a strategy to increase resectability. Ann Surg Oncol, 2007, 14（12）：3301-3309.

4. LI B, QIU J, ZHENG Y, et al. Conversion to resectability using transarterial chemoembolization combined with hepatic arterial infusion chemotherapy for initially unresectable hepatocellular carcinoma. Annals of Surgery Open, 2021, 2（2）：57.

5. DEL RE D P, SADOSHIMA J. Enhancing the potential of cardiac progenitor cells：pushing forward with Pim-1. Circ Res, 2012, 110（9）：1154-1156.

6. VERSLYPE C, ROSMORDUC O, ROUGIER P, et al. Hepatocellular carcinoma：ESMO-ESDO clinical practice guidelines：for diagnosis, treatment and follow-up. Ann Oncol, 2012, 23（Suppl 7）：vii41-vii48.

7. BRUIX J, SHERMAN M. Management of hepatocellular carcinoma：an update. Hepatology, 2011, 53（3）：1020.

8. XUE T, LE F, CHEN R, et al. Transarterial chemoembolization for huge hepatocellular carcinoma with diameter over ten centimeters：a large cohort study. Med Oncol, 2015, 32（3）：64.

9. HUANG Y H, WU J C, CHEN S C, et al. Survival benefit of transcatheter arterial chemoembolization in patients with hepatocellular carcinoma larger than 10 cm in diameter. Aliment Pharmacol Ther, 2006, 23（1）：129-135.

10. POON R T, NGAN H, LO C M, et al. Transarterial chemoembolization for inoperable hepatocellular carcinoma and postresection intrahepatic recurrence. J Surg

Oncol, 2000, 73（2）：109-114.

11. GOURD K, LAI C, REEVES C. ESMO Virtual Congress 2020. Lancet Oncol, 2020, 21（11）：1403-1404.

12. 陈敏山, 元云飞, 郭荣平, 等. 肝动脉灌注化疗在肝癌转化治疗中的应用——中山大学肿瘤防治中心的经验总结. 中国医学前沿杂志（电子版）, 2021, 13（3）：70-76.

13. XU L, ZHANG Y, WANG X, et al. Transarterial infusion chemotherapy（TAI）combinedwith sintilimab in locally advanced, potentially resectable hepatocellular carcinoma（HCC）. Journal of Clinical Oncology, 2020, 38（15 suppl）：e16593.

14. GU Y K, ZHANG T Q, HUANG Z L, et al. Hepatic artery infusion chemotherapy combined with apatinib and toripalimab in advanced hepatocellular carcinoma：real-world data from a single center. Journal of Clinical Oncology, 2020, 38（15 suppl）：e16602.

39. 肝癌的转化治疗概述

肝癌的转化治疗，既包括把不可手术切除肝癌转化为可手术切除肝癌，也包括把原来仅能姑息性切除的肝癌转化为可接受根治性切除肝癌，也就是将肿瘤学上不适宜切除的肝癌转化为适宜切除的肝癌。当然肝癌不可切除的原因也是多方面的，常见的有患者全身情况不能承受手术创伤、肿瘤学原因（肿瘤过大、多发）、剩余肝体积不足、肝功能不能耐受、外科技术上的原因等。事实上，肿瘤能否切除的标准是难以统一的，是动态变化的，不同地区、不同医师的观点可能完全不同。

　　早期的转化治疗被称为"降期"治疗，来自于英文的 down-stage。但在实践中很多肝癌经历的转化过程，不仅是降低肝癌分期的过程，而且肝癌分期在国际上也没有统一，不同国家和地区应用的是不同的肝癌分期。肝癌临床分期有国际抗癌联盟的 TNM 分期、欧洲肝脏研究学会的 BCLC 分期、美国癌症联合委员会的 TNM 分期，还有日本、意大利、中国等各国的分期，无法说明是降低哪个肝癌分期。因此，采用"转化"治疗名称比较合适。

　　根据 BRIDGE 研究的调查结果，我国收入院治疗的肝癌患者中有 64% 在初诊时为 CNLC Ⅱ 期和 CNLC Ⅲ 期（BCLC B 期和 BCLC C 期），绝大多数已不宜首选手术切除，只能接受以局部治疗和系统治疗为主的非手术治疗，总体上患者的治疗生存率偏低，中位生存时间约为 2 年，如这些肝癌患者能够通过转化治疗进而行手术切除，治疗后的 5 年生存率明显延长。

　　然而，值得强调的是，在肝癌治疗中，转化治疗仅仅是手段，是患者获取长期根治的常见途径之一。转化切除是中晚期肝癌治疗的阶段性目标，不是治疗的最终目的。肝癌治疗的最终目标是提高患者的生存率，保证生存质量。事实上，手术切除虽然是患者获得根治并长期生存的最常用方式，但是其他的治疗方式，如介入治疗、药物治疗或者是手术以外的多学科联合治疗，都有可能使患者获得长期生存。因此，医务人员必须牢记综合治疗的目的，遵循"三要三不要"原则，充分发挥肝癌多学科团队的作用，尽最大可能使患者通过综合治疗而获益。

近年来，随着药物治疗效果的提高，肝动脉灌注化疗新方案的应用，大大提升了肝癌治疗的 ORR，使得肝癌获得转化的机会大大增加，肝癌的转化治疗成为目前肝癌临床治疗与研究的热点，中国学者在此方面做出了大量的研究和贡献。

转化治疗常用的方法有外科的 ALPPS、血管介入治疗和药物治疗。

39.1 ALPPS

ALPPS 是通过增加剩余肝脏体积，从而达到二次手术或转化治疗后手术。施行 ALPPS 需要严格选择患者，细致考虑患者的肝硬化程度、年龄、短期承受两次手术的能力等。国内学者亦通过腹腔镜技术、消融技术和介入栓塞门静脉等降低二次手术所带来的创伤。对于较严重的肝硬化、年龄较大、肿瘤进展较快的患者需要谨慎使用。

39.2 TACE

TACE 是不能手术切除中晚期肝癌的首选治疗手段，大多数不能手术切除的肝癌均采用 TACE 治疗。但是 TACE 有效的表现多是使不明显缩小的肿瘤坏死，因而获得二期转化切除的机会不多，仅约为 10%。近年来中山大学肿瘤防治中心创造性地采用以奥沙利铂为主的肝动脉灌注方法即 FOXFOL-HAIC。一系列的研究显示 FOXFOL-HAIC 相对于传统 TACE，可更多、更快地缩小肿瘤，使更多肝癌患者获得转化手术切除的机会，与索拉非尼和 TACE 的对比研究也证明了 FOXFOL-HAIC 在转化治疗中的优势。石明团队的一项多中心 RCT 研究显示 FOLFOX-HAIC 治疗的 ORR 明显高于索拉非尼（27.6% *vs.* 3.4%）。赵明团队发表的一项回顾性研究发现，HAIC 治疗的 ORR 较索拉非尼具有明显优势，两组分别为 47.8% 和 9.1%，在 HAIC 治疗组的患者中有 47 例（26.1%）实现了降期，从而有机会接受局部治疗。与传统 TACE 治疗对比，HAIC 也有更高的转化成功率。石明主导的对比 FOLFOX-HAIC 与 TACE 疗效的Ⅲ期临床研究发现，对于直径＞ 7 cm 的 BCLC B 期 HCC 患者，FOLFOX-HAIC 与 TACE 治疗的 ORR 分别为 45.9% 和 17.9%；FOLFOX-HAIC 组有 38 例患者接受手术切除，而 TACE 组仅 18 例（23.9% *vs.* 11.5%）。这两项临床研究的数据与临床实践所看到的相符，证实了 FOLFOX-HAIC 在肝癌转化治疗中的应用前景。

随后，中山大学肿瘤防治中心亦进行了一系列 HAIC 联合药物的研究，如联合索拉非尼、联合 PD-1 免疫治疗、仑伐替尼＋特瑞普利单抗的靶免方案联合等，均显示与药物联合治疗可提高 HAIC 疗效，提高转化率。

39.3 抗肿瘤药物治疗

近几年肝癌药物治疗出现了许多重大的突破，有效药物和方案不断进入临床，从单一的靶向药物时代到免疫治疗时代，又进入目前的药物联合治疗时代，治疗效果不断提高。经药物治疗的晚期肝癌的中位生存期超过 2 年，ORR 高达 76.6%，大宗病例研究中 ORR 为 30% ～ 40%，使得患者经药物治疗达到了肝癌转化治疗的目的。孙惠川团队在 2020 年美国临床肿瘤学会年会上报道了 60 例初始不可切除的肝癌患者采用 TKI 靶向药物联合 PD-1 单抗治疗，转化率为 18.3%。卢实春团队报道了采用 TKI 靶向药物联合 PD-1 单抗治疗 35 例 CNLC Ⅲ a 期患者，转化率达 42.4%。

39.4 经导管动脉放射栓塞术

国外有采用经导管动脉放射栓塞术（transarterial radioembolization，TARE）的方式，一项纳入 275 例晚期肝癌患者的临床试验中，使用 TARE 联合系统化疗，结果显示 17.8% 的患者转化后接受根治性切除。另一研究采用 TARE 治疗合并门静脉癌栓的 Child-Pugh 改良分级评分为 A 级肝癌患者，显示局部缓解率为 40%，在 Child-Pugh 改良分级评分为 B 级患者中局部缓解率也达 25%。TARE 与 TACE 对比研究发现，TARE 较 TACE 治疗具有更高的 ORR（30.8% *vs.* 13.3%）。

上述各种方式治疗后的转化率有所不同，可能是入选标准的不同，显然肿瘤晚期、肿瘤大小、肝功能情况、肝外转移等因素是影响能否转化和转化率高低的重要因素。

应该指出，转化治疗只是肿瘤治疗过程中的一个阶段性目标，治疗肿瘤患者的终极目标是患者的长期生存获益。至于肝癌经治疗后达到完全缓解、是否仍需要手术切除，大多数外科专家认为即使肿瘤明显缩小，影像报告肿瘤完全坏死，接受切除手术仍然是必要的。手术不仅能消灭可能潜在残余的肿瘤细胞，而且术后病理可为以后的治疗提供参考。需要注意的是，能够转化的患者比例并不高，大部分不能达到转化目标的患者依然是需要我们关注的，那些未获转化切除患者需要继续进行多学科治疗。

在肝癌转化治疗过程中，多学科团队的作用非常重要，是实施转化治疗的重要保证。目前用于肝癌转化治疗的手段包括局部治疗（血管性介入、放射治疗等）及系统性药物，不同治疗方法存在各自的优势和缺陷，需要合理选择和合理联合，没有多学科团队的支撑是较难高质量实施的。在肝癌转化治疗的过程中，肝外科医师及时参与、把握手术时机，是保证患者能够适时接受手术切除的关键。因此，建议肝外科医师能够全程参与肝癌的多学科治疗，这样才能够把握转化手术时机。因此，我们强调多学科团队的合作及沟通，建立通畅便捷的沟通渠道，以保证能够随时根据患者的病情变化及时调整治疗方案，使患者最大限度地获益。

总之，肝癌转化治疗的最终目标是使患者获得长期生存。在转化治疗过程中，各学科医务人员应谨记切除并不是转化的唯一目的，应遵循肝癌多学科治疗的"三要三不要"原则，通过多学科团队为肝癌患者提供个体化的优化决策，提高治疗效果。

（周仲国 整理）

中国医学临床百家

参考文献

1. BRAY F, FERLAY J, SOERJOMATARAM I, et al. Global cancer statistics 2018: GLOBOCAN estimates of incidence and mortality worldwide for 36 cancers in 185 countries. CA Cancer J Clin, 2018, 68 (6): 394-424.

2. FORNER A, REIG M, BRUIX J. Hepatocellular carcinoma. Lancet, 2018, 391 (10127): 1301-1314.

3. ZHOU J, SUN H, WANG Z, et al. Guidelines for the diagnosis and treatment of hepatocellular carcinoma (2019 edition). Liver Cancer, 2020, 9 (6): 682-720.

4. PARK J W, CHEN M, COLOMBO M, et al. Global patterns of hepatocellular carcinoma management from diagnosis to death: the BRIDGE Study. Liver Int, 2015, 35 (9): 2155-2166.

5. HE M K, LE Y, LI Q J, et al. Hepatic artery infusion chemotherapy using mFOLFOX versus transarterial chemoembolization for massive unresectable hepatocellular carcinoma: a prospective non-randomized study. Chin J Cancer, 2017, 36 (1): 83.

6. HE M, LI Q, ZOU R, et al. Sorafenib plus hepatic arterial infusion of oxaliplatin, fluorouracil, and leucovorin vs sorafenib alone for hepatocellular carcinoma with portal vein invasion: a randomized clinical trial. JAMA Oncol, 2019, 5 (7): 953-960.

7. PAN Y X, FU Y Z, HU D D, et al. Stereotactic body radiotherapy vs. radiofrequency ablation in the treatment of hepatocellular carcinoma: a meta-analysis. Front Oncol, 2020, 10: 1639.

8. MEI J, LI S H, LI Q J, et al. Anti-PD-1 immunotherapy improves the efficacy of hepatic artery infusion chemotherapy in advanced hepatocellular carcinoma. J Hepatocell Carcinoma, 2021, 8: 167-176.

9. SITZMANN J, ABRAMS R. Improved survival for hepatocellular cancer with combination surgery and multimodality treatment. Annals of surgery, 1993, 217（2）: 149-154.

10. LAU W Y, HO S K, YU S C, et al. Salvage surgery following downstaging of unresectable hepatocellular carcinoma. Ann Surg, 2004, 240（2）: 299-305.

11. 赵海涛, 桑新亭, 芮静安, 等. 不能手术切除的晚期肝癌降期后切除疗效分析. 中国医学科学院学报, 2009, 31（4）: 503-505.

12. YIN L, LI H, LI A, et al. Partial hepatectomy vs. transcatheter arterial chemoembolization for resectable multiple hepatocellular carcinoma beyond Milan criteria: a RCT. Journal of hepatology, 2014, 61（1）: 82-88.

13. ZHONG J, KE Y, GONG W, et al. Hepatic resection associated with good survival for selected patients with intermediate and advanced-stage hepatocellular carcinoma. Annals of surgery, 2014, 260（2）: 329-340.

14. TORZILLI G, BELGHITI J, KOKUDO N, et al. A snapshot of the effective indications and results of surgery for hepatocellular carcinoma in tertiary referral centers: is it adherent to the EASL/ AASLD recommendations?: an observational study of the HCC East-West study group. Annals of surgery, 2013, 257（5）: 929-937.

15. WANG K, GUO W X, CHEN M S, et al. Multimodality treatment for hepatocellular carcinoma with portal vein tumor thrombus: a large-scale, multicenter,

propensity mathching score analysis. Medicine（Baltimore），2016，95（11）：e3015.

16. ZHU X D, HUANG C, SHEN Y-H, et al. downstaging and resection of initially unresectable hepatocellular carcinoma with tyrosine kinase inhibitor and Anti-PD-1 antibody combinations. Liver Cancer，2021，10（4）：1-10.

17. 张雯雯，胡丙洋，韩骏，等. PD-1 抑制剂与多靶点酪氨酸激酶抑制剂联合方案用于进展期肝癌转化治疗研究的初步报告. 中华肝胆外科杂志，2020，26（12）：947-948.

18. PARIKH N D, WALJEE A K, SINGAL A G. Downstaging hepatocellular carcinoma：a systematic review and pooled analysis. Liver Transpl，2015，21（9）：1142-1152.

19. CHOI J H, CHUNG W J, BAE S H, et al. Randomized, prospective, comparative study on the effects and safety of sorafenib vs. hepatic arterial infusion chemotherapy in patients with advanced hepatocellular carcinoma with portal vein tumor thrombosis. Cancer Chemother Pharmacol，2018，82（3）：469-478.

20. LYU N, KONG Y, MU L, et al. Hepatic arterial infusion of oxaliplatin plus fluorouracil/leucovorin vs. sorafenib for advanced hepatocellular carcinoma. J Hepatol，2018，69（1）：60-69.

21. SHI M, LI Q, HE M, et al. Hepatic arterial infusion chemotherapy（HAIC）with oxaliplatin, fluorouracil, and leucovorin（FOLFOX）versus transarterial chemoembolization（TACE）for unresectable hepatocellular carcinoma（HCC）：a randomised phase III trial. Annals of on cology，2020，31（4）：5688.

22. HE M K, LIANG R B, ZHAO Y, et al. Lenvatinib, toripalimab,

plus hepatic arterial infusion chemotherapy versus lenvatinib alone for advanced hepatocellular carcinoma. Therapeutic Advances in Medical Oncology，2021，13：17588359211002720.

23. SUN H C，ZHU X D，HUANG C，et al.Initially unresectable hepatocellular carcinoma treated by combination therapy of tyrosine kinase inhibitor and anti-PD-1 antibody followed by resection. Journal of Clinical Oncology，2020，38（15 suppl）：e16690.

24. 中华人民共和国卫生和计划生育委员会医政医管局．原发性肝癌诊疗规范（2017 年版）．中华消化外科杂志，2017，16（7）：705-720.

肝癌的药物治疗

40. 肝癌系统治疗仍缺乏明确疗效的预测靶点

不同于肺癌、乳腺癌等其他癌肿，肝癌发生发展过程中涉及的基因及相关信号通路众多，且患者间个体差异较大，即使是同一患者的肿瘤也存在较高的异质性，难以明确关键驱动基因。因此，迄今为止，尚无明确可预测肝癌靶向药物治疗效果的分子或基因被应用于临床。自 2007 年首个靶向药物索拉非尼获批用于肝癌治疗，各国学者纷纷试图从不同角度寻找可预测其疗效的基因或分子改变。曾有学者报道 VETC 表达、*ERK* 基因磷酸化水平、miRNA 等会影响索拉非尼对肝癌患者的治疗效果，也有学者利用回顾性分析发现某些临床特征（如肿瘤低负荷、AFP 变化等）可以从某种程度上反映肝癌患者对索拉非尼治疗的反应。但由于以上报道多为单中心研究，缺乏对照组，且难以获得重复性结果，因此仍未能得到临床的广泛应用。在对索拉非尼疗效预测指标的研究中最为一致的认识是，如果患者在接受索拉非尼治疗期间较早出现明显的手足皮肤反应，则可能预示该患者从索拉非尼治疗中受益的机会较大。该指标的缺陷是不能在患者选择靶向药物治疗前就提前预测，因此未能改变目前肝癌靶向药物治疗较为盲目的被动局面。

继索拉非尼后，一系列作用于血管生成和（或）细胞增生通道的小分子靶向药物在肝癌中也进行了探索和研究，遗憾的是，迄今为止获得阳性结果的药物仍是极少数。即使是取得了阳性结果的药物如仑伐替尼、瑞戈非尼等，在国际多中心临床研究中开展的生物标志物探索中也未能找到其有力的疗效预测指标。仅在雷莫芦单抗的扩大研究（REACH-2）中发现，其对于 AFP ≥ 400 ng/mL 的患者疗效更为显著。作用于 PD-1/PD-L1 通路的免疫检查点抑制剂是近年来肿瘤学领域的研究热点，目前认为 PD-L1 高表达（阳性率 >1%）及肿瘤突变负荷（TMB）、肿瘤新生抗原负荷（TNB）、*MMR* 基因突变及 MSI 稳定性、*POLE/POLD1* 基因突变等指标可部分预测患者从此类药物中获益的可能性，然而在肝癌患者中的研究结果均不足以证明 PD-1/PD-L1 抑制剂的疗效与 PD-L1 表达明确相关，其他指标在肝癌患者中的应用前景如何仍有待进一步研究。

综上所述，目前尚无明确可用于临床预测肝癌靶向药物疗效的可靠基因或生物标志物，临床上没有完全的必要对患者组织或血液进行基因检测，以指导肝癌的药物治疗。作为临床医师应在临床实践中注意总结，并在伦理许可的情况下尽可能留取患者的血液或肿瘤样本，不断探求可用的指标，以取得最佳疗效。

（徐 立 整理）

41. 肝癌的免疫治疗促进了药物联合治疗的进展

继 2017 年纳武利尤单抗率先被 FDA 附条件批准用于晚期肝细胞癌二线治疗以来，肝癌的免疫治疗领域呈现出爆发式的进展。众多 PD-1/PD-L1 抗体药物的不断涌现，大大促进和丰富了肝癌药物治疗的选择。尽管后续的Ⅲ期研究结果证实免疫治疗单药无论是作为晚期肝细胞癌一线（CK459 研究）还是二线治疗（KN240 研究），其疗效均未达预期，然而 2020 年后公布的几项免疫检查点抑制剂与抗血管生成药物联合应用的研究结果在肝癌患者中显示出令人惊喜的疗效。阿替利珠单抗联合贝伐珠单抗（T+A 方案）治疗肝细胞癌的Ⅲ期临床研究（IMbrave 150）证实，该联合方案较索拉非尼明显降低肝癌患者的死亡风险，将死亡风险降低了 34%（OS：19.2 个月 *vs.* 13.4 个月），且安全性良好。在我国患者中的随访更新数据表明，该组合治疗我国晚期肝癌患者的中位 OS 长达 24 个月。国产信迪利单抗与贝伐单抗类似物的联合方案也在国内多中心Ⅲ期研究（ORIENT-32）中得到一致性结果，实验组生存率明显占优（*HR*=0.569；*P* < 0.001）。至此，以 T+A 方案为代表的免疫联合抗血管生成药物治疗方案在

晚期肝癌中的优选地位已被国内外学者广泛接受。目前针对晚期肝癌一线联合治疗方案开展的国际多中心研究包括仑伐替尼联合帕博利珠单抗对比仑伐替尼一线治疗中晚期肝癌的Ⅲ期临床研究（LEAP-002）、卡瑞利珠单抗联合阿帕替尼对比索拉非尼一线治疗晚期肝细胞癌的Ⅲ期临床研究（NCT03764293）、度伐利尤单抗（durvalumab）联合曲美母单抗（tremelimumab）与索拉非尼单药对比的Ⅲ期临床研究（HIMALAYA 研究、NCT03298451）等也在进行中，结果值得期待。

（徐 立　整理）

42. 如何联合应用系统性治疗药物是未来肝癌治疗的难点和研究方向

除索拉非尼外，瑞戈非尼、PD-1/PD-L1 抗体（包括纳武利尤单抗、帕博利珠单抗、卡瑞利珠单抗、阿替利珠单抗等）、仑伐替尼、卡博替尼、雷莫芦单抗等靶向药物先后被 FDA 批准用于肝癌的系统治疗。此外，来自国内企业的原研多靶点酪氨酸激酶抑制剂多纳非尼及抗血管生成抑制剂阿帕替尼已先后取得肝癌适应证，相信很快将在临床上被广泛应用于我国肝癌患者。自此，晚期肝癌靶向单药治疗的垄断地位被终结，肝癌的系统治疗进入到百花齐放的局面。加上随着肝癌治疗理念的更新，系统治疗的适应证不断扩大，除了晚期肝癌患者外，其在中期肝癌患者中也得到广泛应用，尤其是在与血管性介入及局部消融等的联合治疗方面，国内外学者进行了许多临床探索和研究。然而，由于肝癌的系统治疗药物目前尚缺乏可靠的疗效预测指标及明确的作用靶点，导致医师和患者对于药物的选择相对盲目，仅能凭借个人经验做出选择和推荐，对每种系统治疗药物各自的最佳适应人群界定也缺乏高级别的循证医学依据。在此背景下，甚至出现部分患者自行选择系统治疗药物或随意换用、交替使用或重复使用药物的怪象，这一情况影响了肝癌系统性药物治疗的规范性，也大大增加了真实世界中医师对不同药物治疗效果及不良反应观察和比较的难度。因此，基于临床的迫切需要，肝癌系统性药物治疗未来的研究方向不应只集中于新药的开发，而是应该更多地考虑如何更合理应用好现有的有效药物，如如何选择和甄别不同药物最适合的患者人群？如何联合不同作用机制的药物（如抗血管生成联合免疫治疗）？在联合用药的情况下，如何序贯或维持用药？药物选择的先后顺序如何确定？在何种情况下需要更换药物？对于不同肿瘤分期的患者而言，各种药物治疗的时间究竟需要维持多久？等等。相对于新药开发巨大的经济和时间成本，对于现有系统性治疗药物的应用策略的研究将更容易执行，也更具有临床指导意义。希望在未来几年中，开展针对以上问题的前瞻性多中心研究及真实世界研究，为规范肝癌系统性药物治疗提供更高级别的循证医学证据。

（徐 立 整理）

肝癌治疗的展望

43. 肝胆管细胞癌的临床特点与治疗

临床上，我们常常见到以肝脏肿块为首发临床表现的恶性肿瘤，其临床表现与肝细胞癌不同，病理学多表现为具有胆管上皮特征的"腺癌"。我国《原发性肝癌诊疗规范（2011 年版）》指出此为"肝内胆管细胞癌"。然而 2017 年后，则将其更名为"肝内胆管癌"。但事实上，在临床病理诊断、影像学诊断及临床诊断中，"肝胆管细胞癌"仍在广泛应用。我们建议仍命名为"肝胆管细胞癌"，临床上以肝脏肿块为首发症状和表现，影像学通常诊断为"肝胆管细胞癌"，血清标志物多有 CA19-9 升高而 AFP 阴性，如做病理诊断通常是具有胆管上皮特征的"腺癌"。我国 2014 年的《胆管癌诊断与治疗——外科专家共识》将其定义为肝内胆管癌肿块型（mass-forming），而在 WHO 消化道恶性肿瘤分类中则为肝内胆管癌的小胆管型。

在我国，由于乙肝疫苗在新生儿中的广泛接种，最近几年 HCC 在青少年中有下降趋势，而 ICC 发病率有上升的倾向，已经引起广泛关注。因此，本文在此作一专门论述分析。

43.1 ICC 的流行病学现状

我国国家癌症中心发布的 2015 年中国恶性肿瘤流行病学数据表明，肝脏恶性肿瘤的发病率为 26.92 / 10 万。按照 ICC 在肝脏恶性肿瘤的占比为 10% ～ 15% 计算，其发病率约为 2.69 / 10 万。目前缺乏国内 ICC 流行病学的详细数据。世界范围内 ICC 的发病率差别很大，已知发病率最高的是泰国东北部（＞80/10 万），西方国家的发病率明显较低，如加拿大（0.3/10 万）。值得注意的是，尽管 ICC 在世界范围内的发生率远低于 HCC，但近几年来自世界各地的几项研究报告指出，在过去几十年中，ICC 的发病率迅速上升。据 Patel 等的报道，美国 ICC 的发病患者数从 1975—1979 年间的 0.32 / 10 万上升至 1995—1999 年间的 0.85 / 10 万，增长率为 165%。我国 ICC 的发病率也在逐年上升。事实上，在流行病学调查中，很难区分出 HCC 与 ICC，其发病率仅供参考。

43.2 ICC 的病因

ICC 的发生是一个多因素的过程，其在不同地域和人种之间的流行病学差异侧面反映出基因、环境及文化因素在 ICC 中均起着重要作用。虽然 ICC 有数个确切的危险因素，但是绝大部分病例均是散发且无迹可寻的。较多提及的危险因素有肝胆系统寄生虫、原发性硬化性胆管炎、胆道囊肿、胆石症，以及各种原因引起的胆道炎症。近年来新确认的危险因素包括肝硬化、HBV 和 HCV 感染、肥胖、糖尿病及饮酒。这些危险因素和 HCC 的危险因素类似，但是在此基础上罹患 ICC 的概率则远低于 HCC。

ICC 的分子发病机制是一个复杂的、涉及多个信号分子和转导途径的过程。ICC 很可能来源于胆管细胞的恶性转化，部分病例可能来自于祖细胞的转化或肝细胞的转化。最新数据表明，ICC 和 HCC 之间存在共同的基因组特征，这一发现支持不同分型亚组来源于共同祖细胞的假说：①转录组分析表明预后不良的 ICC 与 HCC 之间存在共同的基因组特征，且与干细胞样分子相关；② ICC 和 HCC 有共同拷贝数变异，包括 1q、8q、17q 臂的增加和 4q、8p、13q、17p 臂的缺失及 11q13 的高度扩增；③ ICC 与 HCC 的发生存在共同的危险因素，如肝硬化、HBV 和 HCV 感染及由糖尿病和（或）肥胖引起的代谢综合征。

43.3 ICC 的起源与病理特征

以往认为 ICC 仅是源于肝内二级分支及以上胆管上皮的恶性肿瘤，而丛文铭认为 ICC 是在肝脏外周部位生长、来自肝段以下胆小管（隔胆管、小叶间胆管和细胆管）上皮的恶性肿瘤。然而，最近有研究显示 ICC（外周型 ICC）除了可起源于肝段以下胆小管外，还可起源于多能干细胞（也称肝干细胞、肝前体细胞和肝祖细胞）和肝细胞。解剖学发现肝细胞的细胞膜上存在毛细胆管膜，是完全有可能恶变分化成胆管细胞癌的。

ICC 在肝实质内形成结节或肿块，直径可达 15 cm 甚至以上，肿瘤组织实性，质地韧，切片多呈灰白色或灰色；组织学上为腺癌，常常具有"胆管上皮"的特征，可分为高分化、中分化和低分化腺癌，按 WHO 组织形态学为小导管型。

43.4 ICC 与 HCC 的不同

临床与研究表明 ICC 具有独特的生物学特性、病理表现和肿瘤学行为，与 HCC 在发病机制、生物学行为、组织学形态、治疗方法及预后等方面差异较大，确实应该被作为一种独立的肿瘤疾病对待。国际抗癌联盟 TNM 分期第 8 版给予肝内胆管恶性肿瘤一个独立的分期系统，其中做了如下说明：此分期适用于肝内胆管上皮癌和胆管细胞癌，实际上我国临床上所见的"ICC"包括上述两种类型。

关于 HCC 与 ICC 的比较见表 4。

在以往的临床研究特别是肿瘤内科的药物治疗研究中，ICC 通常与胆囊癌、肝门部胆管癌和肝外胆管癌合在一起统称为胆道系统恶性肿瘤（biliary tract cancer，BTC）被进行临床研究。但是必须指出的是，ICC 与胆囊癌、肝门部胆管癌和肝外胆管癌在临床表现、分期、治疗策略等多方面也存在较大差异，建议在以后的研究中，将 ICC 作为一种完全独立的恶性肿瘤进行研究和制定治疗策略。

表 4　HCC 与 ICC 对比

	HCC	ICC
性别	男性多见	女性多见
肝病背景	HBV、HCV 感染，肝硬化	肝内胆管炎症、肝吸虫
肿瘤质地	软	硬，纤维组织
肿瘤生长方式	以膨胀性生长为主	多为浸润性生长
癌栓	常见	少见
转移方式	肝内转移	肝门淋巴结转移
血液供应	大多富血供	乏血供
CT 增强所见	等或低密度	极低密度
肿瘤标志物	AFP	CEA、CA19-9
伴发肝硬化	多，重	少，轻
栓塞化疗	可有效	多无效

43.5　ICC 的诊断

43.5.1 临床表现

ICC 的临床表现常不显著，患者早期多无症状。较晚期，患者可能出现体重减轻、全身乏力、腹部不适、黄疸、肝大或明显的腹部肿块。ICC 多发生在肝脏外周，因而较少发生胆道阻塞。当患者原有肝内胆管结石症或原发性硬化性胆管炎等基础性疾病短期内出现状况恶化，如无法解释的体重减轻或无法存活的状况时，应考虑 ICC 的可能性。

43.5.2 影像学检查

ICC 可能会在因其他原因而进行的影像学检查中被发现。目前的研究认为 ICC 的影像学特征可以明确诊断，但是其准确度并不能完全排除活检的必要性。

（1）超声检查：ICC 通常表现为低回声，形态不规则，边界不清晰，内部回声不均匀，肿块后方回声可出现衰减，肝门区或胰腺周围淋巴结肿大等；彩色多普勒超声显示肿块多为乏血供肿瘤，内部可无血流或少量血流信号。超声造影有助于提高诊断的准确性，特征性的增强模式表现为动脉相周边不规则环状高增强并呈网格样由周边向病灶内部延伸。

（2）CT 检查：ICC 瘤体征象在 CT 上常表现为低密度肿块，平衡期呈现不规则的边缘，动脉期表现为肿块边缘强化，并且门脉期和延迟期呈边缘强化逐渐衰减，中央延迟强化。瘤周征象显示邻近肝包膜皱缩、邻近胆管扩张、合并胆管结石。胆管癌栓常提示存在肝萎缩。ICC 最常见的影像学特征是病灶内从动脉期到门脉期造影剂摄取逐渐增加，并在延迟期表现为强化状态。这种特征表现提示 ICC 内部的纤维化特点，即造影剂呈现"慢进慢出"的特点。

（3）MRI 检查：在 MRI 上，ICC 常在 T_1WI 期表现为低信号，在 T_2WI 期表现为高信号，纤维化区域还可在 T_2 期表现为中心低信号。DWI 可见靶征，即病灶周围高信号、中央低信号。在动态增强成像中，ICC 边缘外周自动脉期环形开始强化，门脉期及延迟期边缘环形强化减退，从病灶中央逐渐向中心填充延迟强化。延迟期造影剂的填充常提示纤维化及 ICC。瘤周征象同CT。同时可观察到引流区域的淋巴结肿大。Gd-EOB-DTPA MRI显示 ICC 在动脉期和门脉期边缘强化，平衡期肿块中央延迟强化，肝细胞特异性期表现为病灶周边低信号，中央呈稍低至等信号的靶征。磁共振胰胆管成像（MRCP）有助于明确胆道和血管结构，明确肿瘤的解剖范围。

（4）PET检查：80%～90%的ICC在^{18}F-FDG PET上表现为摄取增加。^{18}F-FDG PET通常不作为诊断ICC的标准方法，原因在于任何涉及肝脏的腺癌都可能呈PET高摄取而影响诊断。但^{18}F-FDG PET/CT最重要的作用在于发现全身其他部位的转移灶或者原发灶以排除肝转移癌，因此，当临床或者其他影像学怀疑为ICC时，^{18}F-FDG PET检查具有非常重要的意义。

43.5.3 肿瘤标志物

血清或胆汁中的肿瘤标志物CA19-9对ICC而言不是特异性的，但具有较高的诊断价值。虽然与其他良性疾病如胆管阻塞或胆管炎有明显的重叠，CA19-9早期的敏感性较低，但如果肝脏肿物伴CA19-9水平的明显升高，排除HCC和转移癌，诊断为ICC的可能性很大。

43.5.4 穿刺活检

ICC可根据临床表现、检验及影像学检查结果而确诊。但影像学上常常与胃肠道肝转移癌难以鉴别，则需病理学的诊断证据。尽管原则上需要经活检明确病理诊断，但对有手术计划的患者并不常规推荐行穿刺活检。临床上，外科医师不要求也不建议进行常规活检。但是，在行手术切除以外的其他治疗前如有明确的病理诊断，有助于疾病诊断的明确和治疗药物的筛选，但考虑到取样误差的可能性，"阴性"结果并不能排除ICC，而且病理诊断为"腺癌"时也难以说明是"肝胆管细胞癌"还是"肝转移癌"。

43.6 ICC 的诊断标准与临床分期

43.6.1 ICC 的临床诊断标准

关于 HCC 的临床诊断，如符合 HCC 的临床诊断标准，则不需要强求病理诊断。事实上 ICC 的病因比较明确，影像学表现典型，临床诊断标准应该成立。我们设想以下 ICC 的临床诊断标准：多模态 MRI 扫描或动态增强 CT 诊断为 ICC，临床上排除 HCC 和肝转移癌的肝脏占位性病变，有胆道结石、炎症、寄生虫与乙肝病毒感染及 CA19-9 明显升高可协助诊断。

43.6.2 ICC 的临床分期

国际抗癌联盟 TNM 分期第 8 版给予肝内胆管恶性肿瘤一个独立的分期系统（表 5）。

表 5　国际抗癌联盟 TNM 分期第 8 版中肝内胆管恶性肿瘤分期

原发肿瘤（T）	分期	
Tx：原发肿瘤无法评估	0 期：	Tis、N0、M0
T0：无原发肿瘤的证据	Ⅰa 期：	T1a、N0、M0
Tis：原位癌	Ⅰb 期：	T1b、N0、M0
T1a：单个病灶≤5 cm，无脉管浸润	Ⅱ 期：	T2、N0、M0
T1b：单个病灶＞5 cm，无脉管浸润	Ⅲa 期：	T3、N0、M0
T2：单个肿瘤，伴有血管侵犯；或者多发的	Ⅲb 期：	T4、N0、M0 或
肿瘤，有/无血管侵犯		任何 T、N1、M0
T3：肿瘤穿透脏腹膜	Ⅳ 期：	任何 T、任何 N、M1
T4：直接侵犯局部肝外结构		

局部淋巴结（N）

　　Nx：区域淋巴结不能评价

　　N0：无区域淋巴结转移

　　N1：有区域淋巴结转移

远处转移（M）

　　M0：无远处转移

　　M1：有远处转移

43.7 ICC 的治疗

　　ICC 恶性程度高，大部分患者发病时病情已处于晚期不可切除状态。对于可切除 ICC，手术切除仍是最为主要的根治性治疗手段，但是术后复发率为 60% ～ 70%，5 年生存率仅约为 30%。因此，对于能手术切除的 ICC 采取以手术为主的综合治疗；对于不能手术切除的晚期 ICC 采取以药物联合治疗为主，必要时补充局部治疗的多学科综合治疗。

43.7.1 ICC 的外科治疗

　　我国外科学界对 ICC 的外科治疗共识认为，患者全身情况能够耐受手术，且无远处转移，均应积极行手术治疗，争取获得根治性切除；而对不能切除者，新辅助化疗方案有可能使肿瘤降期，增加根治性手术切除的机会。

43.7.1.1 可手术切除的评估

　　评估 ICC 是否可切除的标准包括肿瘤侵犯胆管的程度、侵犯血管的程度、是否存在肝叶萎缩、局部淋巴结转移和远处转移等情况。① ICC 沿 Glisson 鞘浸润较快，因此胆管的侵犯不作为手术的禁忌，而作为手术切除的最基本范围，如果胆管切缘阳性，则无法获得较好的预后。②门静脉系统、肝动脉和静脉系统受到侵犯的程度是手术范围选择的关键之一，尤其是针对解剖性肝切除，往往以门静脉系统和肝静脉系统作为区分切除肝和残肝的标准，精准的解剖性肝切除已经是国内外广泛认同的病灶切除术式。③针对转移性淋巴结，以往观点认为，局部的淋巴结转移特别是肝门淋巴结转移是 ICC 的手术相对禁忌证。但是最新的临床研究发现，ICC 常发生肝门淋巴结转移，早期肿瘤患者往往有肝门淋巴结的肿大，及时进行根治性手术联合淋巴结的广泛清扫可以收获较好的预后。因此，伴有淋巴结转移的 ICC 患者，只要术中可以清扫转移的淋巴结，选择手术治疗仍是可行的。④ ICC 伴有肝内转移的患者，术后获益明显降低。超出肝门部的淋巴结转移和远处转移被认为是手术切除的禁忌证。

ICC 切除术后的预后受很多因素的影响。大部分研究表明，切除的彻底性（R0）、肿瘤数目（单发或多发）、是否存在血管侵犯和淋巴结转移是影响预后的重要因素。其中，淋巴结转移是影响预后最重要的独立因素。在有淋巴结转移的 ICC 患者中，切缘状态并不能影响预后。

43.7.1.2 手术方式和切缘

肝切除有解剖性与非解剖性切除两种方式。在 HCC 的相关研究中，两种术式对预后的影响一直存在争议，而比较两者对 ICC 疗效的相关研究较少。ICC 早期局部浸润能力强，可沿肝内 Glisson 鞘向肿瘤周围的肝实质侵袭扩散，因此较多的研究倾向于解剖性切除更优。

R0 切除是影响 ICC 切除预后的首要因素，仅行 R1 切除的患者预后差。目前对切缘无统一意见，有研究发现 R0 切除的切缘宽度越小其预后越差。目前较多的研究结果认为切缘应尽可能达到 1 cm 以上。

43.7.1.3 淋巴结清扫

对于 ICC 患者是否常规行肝门淋巴结清扫及需要清扫的淋巴结范围仍存在争议。国际抗癌学会、欧洲肝脏研究学会指南、美国肝胆胰外科协会共识、NCCN 指南等仍推荐 ICC 患者术中行常规淋巴结清扫。主张淋巴结清扫的研究报道提示淋巴结转移与预后紧密相关，因此建议在术中常规进行肝门部、肝胃韧带、肝十二指肠韧带淋巴结清扫。但是也有研究结果显示，术中对淋巴结清扫并不能显著改善伴有淋巴结转移的 ICC 患者的预后，因此不建议常规清扫。也有研究认为对术前影像学评估有淋巴结转移或术中冰冻病理学检查证实淋巴结转移的患者进行区域淋巴结清扫。尽管如此，近年来更多外科医师倾向于对 ICC 患者术中常规行肝门区淋巴结清扫，由于其不仅可以提供 ICC 的分期信息，在一定程度上评估预后，也有可能对患者术后复发起到延缓作用。

43.7.1.4 腹腔镜治疗 ICC

近年来，腹腔镜下 ICC 手术已经被国内外学者证实是可行的技术。国内一项 ICC 行腹腔镜肝切除的研究纳入了 62 例患者，结果显示手术并发症发生率与既往其他肝脏肿瘤的腹腔镜手术相比未见明显差异，仅有手术时间的延长。术后 1 年、3 年无瘤存活率分别为 65.2% 和 39.8%，术后 1 年、3 年总体存活率分别为 89.6% 和 52.5%。但此研究纳入的患者仅包括 T 分期为 T1、T2 期，其中大部分肿瘤直径＜ 5 cm，因此，尚不能对 ICC 腹腔镜 肝切除的安全性和有效性做出确切性结论，还需进行随机对照研 究来评价其治疗效果。

ICC 具有早期肝内播散和腹腔种植转移的可能，腹腔镜探查 能发现早期肝脏和腹腔的微小转移灶，排除影像学上的假阴性， 避免无益创伤。两项前瞻性研究发现，25% ～ 36% 的患者因腹 腔镜发现隐匿性转移灶而阻止了切除术。因此，有大量本不适合 切除术的患者将从腹腔镜分期中受益，而且腹腔镜手术的费用也 是可接受的，其仅仅会使可切除患者的手术时间适当延长。故腹 腔镜分期应常规应用于高风险患者（如多病灶、CA19-9 水平高、 可疑的血管侵犯或腹膜转移的患者）中，原因在于这些患者存在 行切除术时发现隐匿性转移灶的风险。腹腔镜超声检查的使用可 能会进一步提高腹腔镜分期检查的实用性，有些因肝内转移或血 管侵犯造成的不可切除性只能通过超声评估。因此，对于某些存 在转移可能的高危患者，建议行腹腔镜超声检查。

43.7.1.5 ICC 术后辅助治疗

评估治疗失败的原因对判断最佳的辅助治疗模式具有指导 意义。50% ～ 60% 的患者在切除术后会出现肝内复发，约 20% 出现腹膜转移，20% ～ 30% 出现肝门部淋巴结转移。这提示在 ICC 患者中术后辅助性化疗或者放射治疗可能具有一定的作用。

术后全身系统化疗是否常规用于 ICC 仍在存在争议，以往大多数药物治疗研究均是将所有胆道恶性肿瘤（包括肝内、外胆管癌及胆囊癌）混在一起作为研究对象，没有考虑 ICC 的特殊性，因此所得到的研究结论仅有参考意义。一项随机 Ⅲ 期临床研究发现对于可切除的胆道肿瘤，吉西他滨和奥沙利铂联合化疗（GEMOX 方案）与未化疗组相比，并未明显延长生存期。在 BILCAP 研究的 ICC 亚组中，43 例接受卡培他滨治疗和对照组相比，5 年存活率分别为 56% 和 41%，差异无统计学意义。但对于术后有高复发风险因素如多发病灶、肿瘤直径较大、淋巴结转移或者 R1 切除的 ICC 患者，术后 6 个月的卡培他滨化疗可使其在延长生存期和减少肿瘤复发方面获益。一项纳入了 20 项研究、超过 6000 例患者的 Meta 分析表明，辅助性治疗存在改善患者预后的趋势，但并未达到统计学意义（$HR=0.75$，95% CI：$0.55 \sim 1.01$，$P = 0.06$）。

关于辅助性放射治疗，迄今大多数研究有局限性，尚无充分的前瞻性试验证明其价值。目前大多数放射治疗的研究均采用外部放射伴或不伴近距离放射治疗。研究常纳入各类型患者，其中大多数患者接受过 R0 或 R1 切除，也有患者接受过 R2 切除。一项小样本研究评估了手术与手术联合外照射治疗的疗效，手术组的 3 年生存率为 10%，联合放化疗组的 3 年生存率为 31%（$P=0.0005$）。但是，该研究中 90% 患者的切缘为阳性，因此，此研究中有关切除术结果的可靠性存疑。另一项针对切缘阴性患者的试验，发现单纯手术组和手术联合放化疗组的中位 OS 无统计学差异（分别为 18.4 个月和 20.0 个月）。因此，辅助性放射治疗在 ICC 中的作用目前仍不明确。

总体来看，目前的临床数据尚不足以提供有关 ICC 患者最佳辅助治疗的建议。根据当前的试验结果，对于切缘阳性和淋巴结阳性的胆管癌患者，应考虑使用吉西他滨或 5- 氟尿嘧啶或基于 5- 氟尿嘧啶的放射治疗方案。考虑到目前仍无足够数据指导淋巴结阴性和切缘阴性患者的治疗，应尽可能鼓励这些患者参加临床试验。

47.7.1.6 肝移植治疗 ICC

肝移植治疗 ICC 目前尚存在争议。目前肝移植治疗 ICC 的研究病例数较少，各研究结果差异较大，大多数肝移植中心仍将 ICC 作为肝移植的禁忌证。较早的报道认为 ICC 行肝移植治疗的效果较差，2 年存活率仅为 30%。2018 年一项来自全球多中心的回顾性研究证实，术后病理学诊断为 ICC 的极早期患者（肿瘤单发、直径≤ 2 cm）行肝移植可获得低复发率和较好的远期生存，但该结果尚缺乏前瞻性研究验证。因此 ICC 患者行肝移植必须严格掌握指征。

43.7.2 ICC 的局部治疗

不能切除 ICC 患者的局部治疗主要有消融治疗（包括射频消融和微波消融等）、介入治疗（包括 TACE、TARE、HAIC 等）、放射治疗及其他治疗手段。迄今为止，很少有研究评估不能切除的 ICC 局部治疗的循证疗效，然而局部治疗可能会缓解患者的症状，并可能对生存有积极影响。

局部治疗可贯穿 ICC 治疗的整个过程。对于不适合手术的早期 ICC 患者，局部治疗有达到治愈的可能；对于中晚期 ICC 患者，局部治疗可以降低肿瘤负荷，缓解症状，延长生存期，甚至使其有获得手术的机会。而辅助介入治疗或者放射治疗也可以降低根治性术后患者复发的风险。由此可见，局部治疗是 ICC 多学科综合治疗的重要组成部分，可使患者获益。

（1）消融治疗：消融治疗 ICC 的研究和报道则较为少见，且多是单中心、回顾性研究，各个研究也存在较大的偏倚。2019 年的一项回顾性研究纳入了 84 例早中期 ICC 患者，为纳入病例数最多的同类研究。该研究在美国国家癌症中心数据库中检索了肿瘤直径＜ 5 cm、美国癌症联合委员会分期为 I 期和 II 期、未接受过手术或者介入治疗的 ICC 患者，通过倾向评分匹配的方式对比了射频消融和放化疗治疗早期 ICC 的疗效。结果显示射频消融治疗组的 5 年存活率为 17.6%，显著优于放化疗组的 3.8%。亚组分析显示射频消融带来的生存获益只存在于美国癌症联合委员会分期为 I 期的患者中，在美国癌症联合委员会分期为 II 期患者中两种治疗方式的 5 年存活率差异无统计学意义，显示了消融治疗在治疗早期 ICC 中的有效性。有限的数据显示对于早期特别是＜ 3 cm 的 ICC，消融治疗可以获得较为理想的局部控制率和总体存活率，并且不会带来显著的不良反应，可以作为不适合手术的早期

ICC 患者的替代治疗。但是，由于消融本身的技术特点，导致了其对于直径 > 5 cm 或者邻近血管、胆道和肝包膜的肿瘤治疗效果欠佳。

（2）介入治疗：被广泛运用于中晚期不适合手术治疗的 HCC 患者中，其原理在于 HCC 病灶主要为肝动脉供血且血供丰富，而 ICC 多数呈现相对乏血供状态，导致介入治疗控制 ICC 病灶的效果往往劣于 HCC。Park 等报道了 72 例中晚期无法手术切除的 ICC 患者接受 TACE 治疗的疗效，结果显示有 23% 的患者在 TACE 治疗后达到部分缓解，整体的中位 OS 为 12.2 个月，显著高于接受支持治疗的患者（3.3 个月），显示出 TACE 治疗中晚期 ICC 的有效性和安全性。Wright 等进一步对比了介入和手术切除治疗多结节型 ICC 的效果。在介入治疗组有更大肿瘤负荷的前提下，其中位 OS 为 16 个月，而手术切除组的中位 OS 为 20 个月，两组之间差异无统计学意义（P=0.627）。TARE 治疗中晚期 ICC 亦有相关研究，中位 OS 均在 12 个月左右，和 TACE 的报道较为一致。值得一提的是，一项静脉化疗联合 TARE 用于局部晚期 ICC 患者的 II 期临床试验显示，在接受顺铂联合吉西他滨化疗的同时给予钇 -90 放射微球栓塞治疗，41 例患者中有 17 例达到完全缓解或者部分缓解，中位 PFS 为 14 个月，中位 OS 为 22 个月。同时有 9 例患者在治疗结束后肿瘤负荷缩小而进行了 R0 切除，2 例患者进行了肝移植，疗效令人鼓舞。

（3）放射治疗：既往的研究认为 ICC 属于腺癌类型，对放射治疗相对不敏感，对不能手术切除的肿瘤单纯放射治疗只能起到姑息作用。但是，近年来随着 SBRT 等技术的发展，放射治疗也越来越多地被应用于 ICC 的治疗中。与 HCC 不同，ICC 患者常常伴有淋巴结转移，因此在放射治疗的过程中，放射野除了肝内病灶外还需要兼顾淋巴结引流区域，使得放射治疗的难度较 HCC 更大。由于缺乏前瞻性、大规模的关于放射治疗在 ICC 领域的文献报道，放射治疗的价值尚不十分明确。对于中晚期肝癌而言，放射治疗优于姑息治疗并且安全可靠。根治性术后辅助性放射治疗对于复发和生存的获益情况还需要更多的数据支持。而针对同期放化疗、新辅助放射治疗和介入治疗的对比等问题则无法给出肯定的结论。

43.7.3 ICC 的全身化疗

目前对于 ICC 全身化疗的研究，大多数针对晚期患者的试验除纳入 ICC 外，还包括肝外胆管癌、胆囊癌和壶腹癌等（统称为胆道系统恶性肿瘤），甚少单纯针对晚期 ICC 或者肝胆管细胞癌的研究报道。常用的化疗药物包括氟尿嘧啶、吉西他滨、顺铂、阿霉素和丝裂霉素等。顺铂联合吉西他滨方案是 ICC 经典的化疗方案，较单药方案疗效更优。

对 1985—2006 年间的 104 项纳入近 3000 例患者的试验进行的汇总分析表明，联合细胞毒性药物治疗具有一定的作用，以吉西他滨和铂类为基础的治疗是一种合理的方案。晚期胆管癌 ABC-02 的随机Ⅱ、Ⅲ期试验结果支持吉西他滨联合顺铂的使用，与吉西他滨单药相比，联合治疗可改善总生存期（11.7 个月 *vs.* 8.1 个月；*P* ＜ 0.001）和无进展生存期（8.0 个月 *vs.* 5.0 个月；*P* ＜ 0.001）。在胆管癌患者的亚组中，其结果与总体结果相似。这些结果提示吉西他滨联合顺铂可成为转移性 ICC 患者的标准治疗方法。目前有许多有关细胞毒性的药物尚在 Ⅱ 期研究中，结果提示其他基于吉西他滨和基于 5- 氟尿嘧啶的联合用药也具有临床价值，但这些方案尚未与顺铂联合吉西他滨进行比较。

43.7.4 ICC 的靶向和免疫治疗

近年来，针对 ICC 的靶向治疗成为研究的热点。外显子测序研究显示，30% ～ 40% 的 ICC 存在明显的基因突变，包括成纤维细胞生长因子受体（fibroblast growth factor receptor，*FGFR*）、表皮生长因子受体（epidermal growth factor receptor，*EGFR*）、异柠檬酸脱氢酶（isocitrate dehydrogenase，*IDH*）、*BRAF*、*VEGF* 基因突变。针对突变基因的靶向治疗现已被应用于临床实践中。

FGFR：*FGFR2* 在 ICC 中的突变率达 15%，FGFR2 抑制剂在胆管癌的临床试验和部分 ICC 治疗中表现出了良好的效果。近期 FGFR 抑制剂培米替尼作为二线治疗 *FGFR2* 基因融合 / 重排的胆管癌患者的药物，ORR 达到 35.5%，DCR 达到 82%，成为首个被 FDA 批准应用于胆管癌治疗的靶向药物。

IDH：*IDH1* 在 ICC 中的突变率达 25%，胆管癌 *IDH1*、*IDH12* 突变的患者与野生型患者相比，生存期更短。针对 *IDH1* 的 R132C/L/G/H/S 位点的抑制剂 AG-120（艾伏尼布，ivosidenib）在

既往化疗进展的晚期胆管癌Ⅲ期 RCT 中，相比安慰剂能显著延长 PFS（2.7 个月 *vs.* 1.4 个月，*HR*=0.37；*P* ＜ 0.01）和 OS（10.8 个月 *vs.* 6.0 个月，*HR*=0.46；*P*=0.0008），且多可耐受，但其 ORR 较低，仅为 2.4%。

BRAF：胆管癌中 *BRAF* 突变频率不高，仅约为 3%。对于 *BRAF V600E* 的晚期胆管癌，使用 MEK 抑制剂（曲美替尼）和 BRAF 抑制剂（达拉非尼）靶向治疗，ORR 能达到 41%，中位 PFS 为 7.2 个月，中位 OS 为 11.3 个月。

VEGF：VEGF 通路是血管生成的一个强有力的刺激因子，在胆管肿瘤中高表达，并与肿瘤侵袭性相关。在 ABC-03 试验中，共纳入 124 例患者（西地尼布组和安慰剂组各 62 例），其中 ICC 患者 29 例（西地尼布组 14 例，安慰剂组 15 例），两组中位 PFS 差异无统计意义（8.0 个月 *vs.* 7.4 个月；*P*=0.72），疗效尚不能令人满意。

EGFR：*EGFR* 基因参与了 38%～100% 的胆管癌发病过程。然而，抗 EGFR 抗体未能始终显示出生存优势。

免疫治疗：在临床实践中，PD-1/PD-L1 抑制剂单药对胆道癌的有效率低，但在 MSI-H/dMMR 或 TMB-H（MB ＞ 10 个突变 /Mb）的胆管癌患者中，仅 PD-1 抑制剂单药就能取得较好和较持久的疗效，但 MSI-H/dMMR 患者比例仅为 3.4%～8.0%，而 TMB-H 患者比例为 3.7%～13.3%。KEYNOTE-158 研究显示，22 例胆管癌使用 PD-1 抑制剂帕博利珠单抗的 ORR 为 40.9%，中位 PFS 和 OS 分别为 4.2（2.1–NR）个月和 24.3（6.5–NR）个月。另一种 PD-1 抑制剂纳武利尤单抗也有类似的效果，已被 FDA 批准或给予优先审评资格成为携带这种突变特征的人群治疗方案。基于 PD-1 抑制剂的联合治疗的一些小样本的单臂研究也有同样令人鼓舞的效果。前瞻性研究报道 PD-1 抑制剂纳武利尤单抗联合吉西他滨和顺铂，能取得 37% 的 ORR，中位 PFS 和 OS 分别为 4.2 个月和 15.4 个月。国内赵海涛团队报道了 56 例进展期胆道癌使用 PD-1 抑制剂（纳武利尤单抗或帕博利珠单抗）联合仑伐替尼的数据，ORR 为 30.4%，DCR 为 85.7%，中位 PFS 为 5.0 个月，中位 OS 为 11.0 个月，且 PD-L1 表达阳性的患者获益更多。

最新的研究将传统的化疗与新兴的靶向治疗和免疫治疗相结合，获得了令人满意的效果。复旦大学附属中山医院周俭教授团队报道了采用 GEMOX 方案静脉化疗 + 仑伐替尼 + 特瑞普利单抗联合治疗晚期肝内胆管癌患者 30 例，ORR 达到了 80%，包括 1 例完全缓解，DCR 更是高达 93.3%。此外，2 例局部转移患者临床分期降级后进行了手术治疗，6 个月总生存率为 90%，中位缓解时间还未达到，24 例缓解患者中有 16 例（66.7%）仍持续应答。进一步的基因检测分析发现存在 *DDR* 通路基因突变的患者和 PD-L1 蛋白表达阳性的患者 ORR 更高。虽然是四药联合方案，但 3 级以上不良反应发生率为 43%，耐受性良好。这是目前为止胆道系统肿瘤药物治疗最好的 ORR 数据。

43.8 ICC 的预后

ICC 早期临床症状隐匿，大约 70% 的患者确诊时即为晚期，已失去手术机会。手术切除是 ICC 的唯一根治手段，小的周围型 ICC 行肝切除后可获长期生存，但总体手术切除率仅约为 30%，并且术后复发率为 60%～70%。根据患者切缘状态（R0 或 R1）、血管侵犯情况及淋巴结转移情况，ICC 患者术后 5 年生存率为 22%～44%。而不可手术切除的 ICC 患者的 5 年生存率仅有 5%～10%。

目前已知与 ICC 预后相关的因素包括血清肿瘤标志物（CA19-9、CEA）、HBV 感染情况、肿瘤大小和数目、淋巴结转移、远处转移、治疗方式等。研究认为患者有原发性硬化性胆管炎病史、较高水平 CA19-9、肿瘤有向脉管周围浸润趋势及存在脉管浸润、淋巴结转移、神经侵犯、远处转移等 ICC 预后不利因素。上海东方肝胆外科医院沈锋教授团队基于国内 ICC 患者群（376 例）建立了中国特色（我国 ICC 患者超过半数有 HBV 感染背景）的 ICC 生存预测模型，分析显示 CEA、CA19-9、肿瘤直径、肿瘤数目、血管侵犯、淋巴结转移及 En-bloc 切除和肝外转移是影响总体生存的独立危险因素。该模型的一致性指数高达 0.74，而且其准确性已在国际多个中心的外部验证中得到证实。

43.9 我们的建议

ICC 发病率较低，由于种种历史原因，一直缺乏重视，通常与 HCC 一起被统称为原发性肝癌，或者与肝外胆管癌、胆囊癌等一起被统称为胆道系统恶性肿瘤，从而对 ICC 的临床和基础研究造成了很大的障碍。长期以来国内没有专门的共识、规范和治疗策略所指引，《原发性肝癌诊疗规范》也不包括 ICC。

近年来随着我国人民生活习惯的改变，ICC 的发病率呈逐渐升高的趋势，为了更好地提高 ICC 的治疗效果，非常有必要进行规范化治疗和开展有针对性的研究，我们提出以下建议：①对 ICC 的命名规范化，将 ICC 列为一种单独的疾病进行归类和研究。②对 ICC 开展单独的临床和基础研究，包括病因学、病理学、临床分期、外科治疗和系统性药物治疗等。③由于 ICC 发病率较低，建议多开展全国多中心或者区域性的合作，集中病例资源，优化治疗方案。④尽快制定具有权威性的肝胆管细胞癌诊治专家共识，以期将"肝胆管细胞癌"纳入到《原发性肝癌诊疗规范》中。

（张耀军　陈敏山　整理）

参考文献

1. 中华人民共和国卫生部医政司 . 原发性肝癌诊疗规范（2011 年版）. 临床肿瘤学杂志，2011，16（10）：929-946.

2. 中华人民共和国国家卫生健康委员会医政医管局 . 原发性肝癌诊疗规范（2017 年版）. 中国实用外科杂志，2017，37（7）：705-720.

3. 中华人民共和国国家卫生健康委员会医政医管局 . 原发性肝癌诊疗规范

（2019 年版）. 中国实用外科杂志，2020，40（2）：121-138.

4. BENSON A B，D'ANGELICA M I，ABBOTT D E，et al. Hepatobiliary Cancers，Version 2.2021，NCCN clinical practice guidelines：in Oncology. J Natl Compr Canc Netw，2021，19（5）：541-565.

5. 陈敏山，徐立，张耀军，等. 关于规范肝癌命名的建议. 中华医学杂志，2021，101（26）：2025-2028.

6. BUETTNER S，VAN VUGT J L，JN I J，et al. Intrahepatic cholangiocarcinoma：current perspectives. Onco Targets Ther，2017，10（10）：1131-1142.

7. 张峰，陈孝平，张伟，等. 混合型肝癌的肝脏祖细胞起源研究. 中华普通外科杂志，2007，22（11）：836-839.

8. 汤朝晖，吕立升，林培艺，等. 从肿瘤异质性看肝内胆管癌的细胞起源. 世界华人消化杂志，2015，23（33）：5255-5262.

9. ZHU Y，KWONG L N. Insights into the origin of intrahepatic cholangiocarcinoma from mouse models. Hepatology，2020，72（1）：305-314.

10. SEKIYA S，SUZUKI A. Intrahepatic cholangiocarcinoma can arise from Notch mediated conversion of hepatocytes. J Clin Invest，2012，122（11）：3914-3918.

11. FAN B，MALATO Y，CALVISI D F，et al. Cholangiocarcinomas can originate from hepatocytes in mice. J Clin Invest，2012，122（8）：2911-2915.

12. 国际肝胆胰学会中国分会，华医学会外科学分会肝脏外科学组. 胆管癌诊断与治疗——外科专家共识. 中国实用外科杂志，2014，34（1）：1-5.

13. BRIDGEWATER J，GALLE P R，KHAN S A，et al. Guidelines for the

diagnosis and management of intrahepatic cholangiocarcinoma. J Hepatol，2014，60（6）：1268-1289.

14. 陈亚进，商昌珍. 肝内胆管细胞癌诊治策略. 中国实用外科杂志，2015，35（1）：43-45.

15. WEBER S M，RIBERO D，O'REILLY E M，et al. Intrahepatic cholangiocarcinoma：expert consensus statement. HPB（Oxford），2015，17（8）：669-680.

16. 陈颖，易照雄，刘正敏，等. 超声造影与常规超声诊断周围型肝内胆管细胞癌的价值分析. 医学影像学杂志，2017，27（10）：1925-1928.

17. 张梅，丁洪彬. 螺旋 CT 和 MRI 诊断肝内胆管细胞癌的运用价值分析. 影像技术，2019，31（6）：39-42.

18. 范起立. 肝内周围型胆管细胞癌 CT 和 MRI 诊断及病理基础研究. 现代医用影像学，2018，27（7）：2332-2333.

19. 程鲁军. 动态增强 CT 和 MRI 扫描在诊断肝内周围性肿块型胆管细胞癌中的应用. 影像研究与医学应用，2019，3（3）：107-108.

20. XU C C，TANG Y F，RUAN X Z，et al. The value of Gd-BOPTA- enhanced MRIs and DWI in the diagnosis of intrahepatic mass-forming cholangiocarcinoma. Neoplasma，2017，64（6）：945-953.

21. 丛文铭，吴孟超. 关于肝胆肿瘤外科病理学发展的几点思考. 中华肝胆外科杂志，2012，18（9）：649-651.

22. BRIERLEY J，GOSPODAROWICZ M K，WITTEKIND C. TNM classification of malignant tumours. 8th ed. Hoboken，NJ：John Wiley & Sons，Inc.，2017.

44. 肝癌治疗的展望与挑战

根据最新的流行病学调查，我国仍是肝癌高发国家，发病率和死亡率在恶性肿瘤中分别排在第三位和第二位，每年发病约 46.6 万人，死亡 42.2 万人，发病和死亡人数均超过了全球的50%。乙肝疫苗在新生儿中广泛接种将会在 40 年后大大降低肝癌的发病率，然而在最近几十年内，肝癌仍然是严重威胁我国人民健康的主要恶性肿瘤。

我国肝癌的总体 5 年生存率仅仅为 12%，其主要原因是大部分肝癌就诊时就已经是中晚期了，失去了接受手术切除的机会。因此，提高肝癌的整体治疗效果，早期诊断、早期治疗最为关键。肝癌如能早期发现，大多数都能接受根治性治疗，疗效最好！因此，必须高度重视正常人群的健康检查，特别是对于有肝病背景的肝癌高危人群，每半年 1 次的健康检查至关重要。医务人员仍然应该坚持不懈地对大众进行健康宣传教育，使更多民众认识到健康体检的重要性，希望政府能够建立强制健康体检的相关制度，并将有乙肝背景等肝癌高危人群的定期健康检查纳入医保目录并给予制度化。

在肝癌的治疗方法中，外科手术切除是最常用的根治方法。外科技术的提高使得以往不能接受手术切除的肝癌患者有机会接受手术切除，从而获得根治性治疗，而且肝外科技术的普及也使不少基础医院医师能够开展肝癌的手术治疗。外科水平的提高也使得肝癌患者接受手术的死亡风险大大降低，已经有数个医疗中心进行肝切除术达到零死亡的报道。近年随着肝动脉灌注化疗的应用及药物联合治疗效果的提高，使更多原本不能手术切除的中晚期肝癌转化为可手术切除，从而有机会大幅度提高肝癌的治疗效果。

然而单一学科难以进一步提高肝癌的疗效，因此多学科综合治疗已经成为肿瘤治疗的发展趋势。所谓肝癌多学科治疗，需要由肝癌诊治相关学科的医务人员，包括肝脏外科、介入科、化疗放疗科、影像科等医师联合组成 MDT，共同为患者提供最优的合理的综合治疗方案。

全身性药物治疗是整体提高中晚期肝癌治疗效果的重要因素。最近两年，肝癌的药物治疗从单一药物进入到百花齐放的局面，多个抗血管生成靶向药物与免疫检查点抑制剂获批进入临床应用。药物联合治疗也表现出良好疗效，远远超过单一用药。然而，肝癌的药物治疗总体仍不满意，价格昂贵、有效率低且受到肝炎肝硬化的限制，其发展仍是任重道远。

总之，肝癌的治疗前景并不乐观，治疗效果的提高，并非仅仅依靠临床一线医师，而是需要整个社会的高度重视和配合，且对有肝病背景人群进行积极治疗和密切监护，达到肝癌的早期发现、早期治疗，才能整体提高肝癌的治疗效果。

（张耀军　整理）

出版者后记
Postscript

科学技术文献出版社自 1973 年成立即开始出版医学图书，
40 余年来，医学图书的内容和出版形式都发生了很大变化，这些
无一不与医学的发展和进步相关。《中国医学临床百家》从 2016
年策划至今，感谢 600 余位权威专家对每本书、每个细节的精雕
细琢，现已出版作品百余种。2018 年，丛书全面展开学科总主编制，
由各个学科权威专家指导本学科相关出版工作，我们以饱满的热
情迎来了《中国医学临床百家》丛书各个分卷的诞生，也期待着《中
国医学临床百家》丛书的出版工作更加科学与规范。

近几年，中国的临床医学有了很大的发展，在国际医学领
域也开始崭露头角。以首都医科大学附属北京天坛医院牵头的
CHANCE 研究成果改写美国脑血管病二级预防指南为标志，中
国一批临床专家的科研成果正在走向世界。但是，这些权威临床
专家的科研成果多数首先发表在国外期刊上，之后才在国内期刊、
会议中展现。如果出版专著，又为多人合著，专家个人的观点和
成果精华被稀释。为改变这种零落的展现方式，作为科技部主管
的唯一一家出版机构，我们有责任为中国的临床医师提供一个系
统展示临床研究成果的舞台。为此，我们策划出版了这套高端医

学专著——《中国医学临床百家》丛书。

"百家"既指临床各学科的权威专家，也取百家争鸣之义。

丛书中每一本书阐述一种疾病的最新研究成果及专家观点，按年度持续出版，强调医学知识的权威性和时效性，以期细致、连续、全面展示我国临床医学的发展历程。与其他医学专著相比，本丛书具有出版周期短、持续性强、主题突出、内容精练、阅读体验佳等特点。在图书出版的同时，同步通过万方数据库等互联网平台进入全国的医院，让各级临床医师和医学科研人员通过数据库检索到专家观点，并能迅速在临床实践中得以应用。

在与作者沟通过程中，他们对丛书出版的高度认可给了我们坚定的信心。北京协和医院邱贵兴院士说"这个项目是出版界的创新……项目持续开展下去，对促进中国临床学科的发展能起到很大作用"。北京大学第一医院霍勇教授认为"百家丛书很有意义"。我们感谢这么多临床专家积极参与本丛书的写作，他们在深夜里的奋笔，感动着我们，鼓舞着我们，这是对本丛书的巨大支持，也是对我们出版工作的肯定，我们由衷地感谢作者的支持与付出！

在传统媒体与新兴媒体相融合的今天，打造好这套在互联网时代出版与传播的高端医学专著，为临床科研成果的快速转化服务，为中国临床医学的创新及临床医师诊疗水平的提升服务，我们一直在努力！

科学技术文献出版社